INTERMITTIERENDES FASTEN

Die Wahrheit Über Intermittierendes Fasten Für Frauen

(Wie Auch Du Schnell Und Effektiv Ohne Diät Fett Verbrennen Kannst)

Markus Möller

Herausgegeben von Alex Howard

© **Markus Möller**

All Rights Reserved

Intermittierendes Fasten: Die Wahrheit Über Intermittierendes Fasten Für Frauen (Wie Auch Du Schnell Und Effektiv Ohne Diät Fett Verbrennen Kannst)

ISBN 978-1-77485-049-7

☐ Copyright 2021 - Alle Rechte vorbehalten.

Dieses Dokument zielt darauf ab, genaue und zuverlässige Informationen zu dem behandelten Thema und Themen bereitzustellen. Die Publikation wird mit dem Gedanken verkauft, dass der Verlag keine buchhalterischen, behördlich zugelassenen oder anderweitig qualifizierten Dienstleistungen erbringen muss. Wenn rechtliche oder berufliche Beratung erforderlich ist, sollte eine in diesem Beruf praktizierte Person bestellt werden.

- Aus einer Grundsatzerklärung, die von einem Ausschuss der American Bar Association und einem Ausschuss der Verlage und Verbände gleichermaßen angenommen und gebilligt wurde.

Es ist in keiner Weise legal, Teile dieses Dokuments in elektronischer Form oder in gedruckter Form zu reproduzieren, zu vervielfältigen oder zu übertragen. Das Aufzeichnen dieser Veröffentlichung ist strengstens untersagt und jegliche Speicherung dieses Dokuments ist nur mit schriftlicher Genehmigung des Herausgebers gestattet. Alle Rechte vorbehalten.

Die hierin bereitgestellten Informationen sind wahrheitsgemäß und konsistent, da jede Haftung in Bezug auf Unachtsamkeit oder auf andere Weise durch die Verwendung oder den Missbrauch von Richtlinien, Prozessen oder Anweisungen, die darin enthalten sind, in der alleinigen und vollständigen Verantwortung des Lesers des Empfängers liegt. In keinem Fall wird dem Verlag eine rechtliche Verantwortung oder Schuld für etwaige Reparaturen, Schäden oder Verluste auf Grund der hierin enthaltenen Informationen direkt oder indirekt angelastet.

Der Autor besitzt alle Urheberrechte, die nicht beim Verlag liegen.

Die hierin enthaltenen Informationen werden ausschließlich zu Informationszwecken angeboten und sind daher universell. Die Darstellung der Informationen erfolgt ohne Vertrag oder Gewährleistung jeglicher Art.

Die verwendeten Markenzeichen sind ohne Zustimmung und die Veröffentlichung der Marke ist ohne Erlaubnis oder Unterstützung durch den Markeninhaber. Alle Warenzeichen und Marken in diesem Buch dienen nur zu Erläuterungszwecken und gehören den Eigentümern selbst und sind nicht mit diesem Dokument verbunden.

INHALTSVERZEICHNIS

KAPITEL 1: INTERMITTIERENDES FASTEN AUF DEN PUNKT GEBRACHT. 7 GRÜNDE, DEN SCHRITT ZUR NEUEN ESSPHILOSOPHIE ZU WAGEN ... 1

KAPITEL 2: DIE VORTEILE DES INTERMITTIERENDEN FASTENS ... 9

KAPITEL 3: WELCHE METHODEN GIBT ES? ... 14

KAPITEL 4: WAS PASSIERT BEIM FASTEN ... 22

HERZHAFTE GEMÜSEMUFFINS ... 31
PELLKARTOFFELN IN AVOCADO CREME ... 33
BLUMENKOHL MIT BOHNEN ... 34
GRAPEFRUIT-SAFT ... 35
GRÜNER SMOOTHIE FÜR DIE MIKRONÄHRSTOFFE ... 36
CHIA-POWER-PUDDING ... 37
BANANEN-SHILAJIT-SMOOTHIE ... 38
VITAMIN-GLAS (~ 300 KCAL) ... 39
MÜSLI MIT PEP ... 40
GEMISCHTER OBSTSALAT ... 41
EIWEIßBROT MIT KÄSE UND TOMATE ... 42
GEMÜSESUPPE MIT HÄHNCHEN ... 43
BLUMENKOHL-CURRY (~ 375 KCAL) ... 45
SPINAT IM TEIGMANTEL ... 47
SCHMACKHAFTES SCHINKEN-OMELETTE ... 49
ZUCCHINI-HÄHNCHEN-PFANNE ... 50
KÜRBISCREMESUPPE ... 51
WAFFELN MIT APFELSAUCE (~ 475 KCAL) ... 52
PFANNKUCHEN LECKER GEFÜLLT ... 54
KÄSE-SCHINKEN-CROISSANT ... 56
LOW CARB SCHOKO PANCAKES ... 57
AUBERGINEN MIT DATTEL-MANDEL-COUSCOUS ... 58
GEFÜLLTE AVOCADOHÄLFTEN (~ 500 KCAL) ... 60
RATATOUILLE ... 61
SCHOKOLADEN-BRÖTCHEN ... 63
HARISSA-TOFU MIT BLUMENKOHL-COUSCOUS ... 64

GURKENSALAT MIT CHILI	66
QUINOA SUPPE	68
OMELETTE MIT RÄUCHERLACHS UND RADIESCHEN	69
GEMISCHTER OBSTSALAT	71
MORNING TOAST	72
BUNTER FRÜHSTÜCKS-BURRITO AN SOMMERGEMÜSE	73
PORRIDGE MIT KOKOSFLOCKEN	75
JOGHURT-MÜSLI	76
TRUTHAHNSCHNITZEL MIT BLUMENKOHL-COUSCOUS	77
SPINAT-PIZZA	79
INSALADA CAPRESE	81
VEGETARISCHE GEMÜSEPFANNE	82
SCHMACKHAFTES SCHINKEN-OMELETTE	83
PUTENPFANNE MIT NUDELN	84
BULGUR-FETA-SALAT „ORIENT STYLE"	85
PANCAKES	87
ZUCCHINI-PIZZA	88
ANANAS-KOKOS-MILCHREIS	89
CHIA-SMOOTHIE MIT OBST	90
GRÜNKOHL MIT REIS	92
ZUCCHINI FRIKADELLEN IN TOMATENSAUCE	93
KÄSE-SCHINKEN-CROISSANT	95
BACK-HÄHNCHEN	96
SCHWEINEMEDAILLONS MIT PAPRIKA-BEILAGE	97
NUSSMÜSLI	99
HÄHNCHENBRUST UND GEMÜSE	100
KIRSCH-SMOOTHIE	101
ASIATISCHES PUTENFLEISCH HONIG-WOK	102
ROHKOSTSALAT MIT RUCOLA UND MÖHREN	103
SCHOKOLADEN-BRÖTCHEN	104
LACHSSCHINKENSCHNITTE	105
FRÜHJAHRSSALAT MIT RIND	106
SAFTIGE LAMM-KÖFTE AUF KOHLSALAT	107
SPARGELSALAT	109
FISCHFILET AUF BLATTSPINAT	110
ANANAS-SMOOTHIE	111

QUINOA SUPPE	113
GEMÜSELACHS	114
LINSENAUFLAUF MIT FRISCHEM GARTENGEMÜSE	115
MAISSUPPE	117
KOHLSUPPE	118
INSALADA CAPRESE	119
KEFIR CURRY	120
GEFÜLLTE TOMATEN MIT BUTTERNUSSKÜRBIS-RISOTTO	121
GEMÜSEBRÜHE	122
DEFTIGE PARMESAN-SUPPE	123
KOKOS–BLUMENKOHL	124
LINSENGEMÜSE	126
CURRY-BLUMENKOHL-CREME	127
LOW-CARB BROT	128
ASIATISCHES PUTENFLEISCH HONIG-WOK	129
GEFLÜGELROULADEN	130
MAISGEMÜSE	132
HEIDELBEERE-CREME	133
BLUMENKOHL-HUHN	134
REIS-ZUCCHINI-PUFFER	135
PICHELSTEINER EINTOPF	137
EIWEIßBROT	139
SALAT TO GO IM GLAS	140
ÜBERBACKENE TOMATEN-KÄSE-KALBSSCHNITZEL	142
TRAUMHAFTER SCHOKO-KOKOS SHAKE	144
GURKEN- TOMATENSALAT MIT MAIS	145
QUINOA-TOMATENSALAT	147
SPINAT SENSATION	148
DEFTIGE FLEISCHPFANNE	149
GEFÜLLTE PAPRIKA	150
FRUCHTSORBET	151
MAISWAFFELN MIT ARTISCHOCKEN	152
ZUCCHINI MÖHREN NUDELN À LA CARBONARA	153
KOPFSALAT MIT JOGHURT-DRESSING	155
HUHN IN WEIßWEIN GESCHMORT	156
AUBERGINEN-SALAMI-PIZZEN	157

Guave Und Tango	158
Kräuterlachs	159
Neapolitanische Jakobsmuscheln	161
Blutorange-Limette-Basilikum-Wasser	162
Joghurt mit Mandarine	163
Nudel-Möhren-Süppchen	164
Spiegelei Mit Buntem Tomatensalat Und Parmaschinken	165
Kichererbsen-Gemüseeintopf	167
Kartoffelsuppe	169
Rindfleisch-Gemüseeintopf	171
Gegrilltes Lachssteak Auf Grünem Spargel	172
Mangold Kuss	173
Eier Mit Kapern	174
Würzige Lachswürfel	175
Low Carb Joghurt-Muffins	176
Molke-Shake	177
Broccoli-Snack	178
Räucherlachs Mit Dill Und Knackigem Salat	179
Putengeschnetzeltes Mit Kohlrabi Spaghetti	181
Rotbarsch Mit Kurkumasauce Auf Lauch-Apfelgemüse & Kartoffeln	183
Konjak-Nudeln Mit Thaigemüse	185
Thunfischfrikadellen	186
Spinat Füllhorn	187
Chili-Spaghettini	188
Fenchelgarnelen	189
Salat Mit Schinken Und Tomaten	190
Mediterranes Grillgemüse	191

Kapitel 1: Intermittierendes Fasten Auf Den Punkt Gebracht. 7 Gründe, Den Schritt Zur Neuen Essphilosophie Zu Wagen

Periodisches Fasten ist gesund, das wissen wir nun bereits und es ist auch so einfach und mühelos umzusetzen; wenn man denn ein wenig Disziplin und Durchhaltevermögen an den Tag legt. Hier geht es nicht darum, was man isst, sondern vielmehr wann man es isst. Schließlich sollen auch unsere Pfunde purzeln und überflüssige Fettreserven verbrannt werden ... und das passiert, wie und warum, das klären wir im Folgenden, beim intermittierenden, periodischen Fasten. 7 Gründe, schnell und einfach auf den Punkt gebracht, sich für die neue, vielversprechende Form des Fastens, Abnehmens, Ernährens und Lebens zu entscheiden.

Unser Tag vereinfacht sich
Wenn wir wissen, wann wir, zu welchen Zeiten essen dürfen, so gibt das unserem Alltag und unserem Leben eine gewisse Struktur. Der Morgen kann dabei häufig mit einem erfrischenden vitaminreichen Getränk, wie frischem Zitronenwasser beginnen und muss nicht immer zwangsläufig eine ganze Mahlzeit beinhalten. Man macht sich auch nicht alle paar Stunden Gedanken darüber, was man als nächstes Essen will und wie man seine Heißhungerattacken stillen kann. Essen wird

sekundär und dominiert nicht mehr so viele unsere Gedankenmuster. Dafür wird die Mahlzeit des Tages viel mehr geschätzt und gewürdigt. Einer der wichtigsten Gründe, warum es sich lohnt über diese neue Lebens- und Essphilosophie nachzudenken.

Periodisches Fasten ist ökonomischer. Es spart Zeit und Geld.

Wir brauchen einfach weniger. Weniger an Nahrung und weniger an Zeit, uns dies zuzubereiten. Das macht intermittierendes Fasten in vielerlei Aspekten ökonomischer. Es werden keine drei großen Mahlzeiten mehr pro Tag vorbereitet, sondern – je nach Modell – kommt man mit einer oder zwei Mahlzeiten am Tag aus. Ebenfalls bedarf es keiner zusätzlichen Produkte, wie Diätdrinks oder Nahrungsergänzungspillen. Statt ständig Geld für Essen und Snacks auszugeben, heißt es auch mal Verzicht zu üben ... und dieser Verzicht spart Zeit, Geld, Nerven und Gedanken.

Es wir effizienter Fett verbrannt

... und wenn Fett effektiver verbrannt werden kann, steigt auch die Sensibilität der Insulinproduktion sowie verstärkt Wachstumshormone ausgeschüttet werden. Beide Effekte helfen bei der gesunden Abnahme und Reduktion von Gewicht. Wie das genau funktioniert, wird im Folgenden noch genauer thematisiert.

Es verlängert unser Leben

Kaum zu glauben aber wahr. Was unsere Vorfahren schon damals wussten, finden Forscher und Wissenschaftler jetzt auch heraus: Wer gelegentlich bis

regelmäßig fastet, kann seinen natürlichen Lebenszyklus verlängern. Dabei geht es noch nicht einmal so sehr um das Fasten als solches, sondern vielmehr darum, einfach weniger (und auch gesünder), eben bewusster zu essen und Nahrung zu verspeisen. Denn selbst wenn wir 24/7 essen können, ist es noch lange kein Grund es auch tatsächlich zu machen.
Warum das so ist? Forscher haben herausgefunden, dass es für unseren Körper nicht nur anstrengend, sondern stressig sein kann, ständig damit beschäftigt zu sein unsere Nahrung in Energie und Fettpolster umzuwandeln ... und das bringt eine ständige und kontinuierliche Nahrungsaufnahme nun mal mit sich. Tja und was stressig ist, das kostet uns Lebensjahre. Schnelleres und effektiveres wie auch gesünderes Abnehmen als bei Diäten. Beim intermittierenden, periodischen Fasten wird unser Stoffwechsel anders angesprochen als bei einer kalorienarmen Hungerdiät. Während Letztgenannte unseren Körper noch mehr stresst und den Stoffwechsel verlangsamt sowie dazu beiträgt, dass sich Giftstoffe effektiver in unserem Organismus ablagern können, wirkt das periodische Fasten genau entgegengesetzt, reinigt unseren Körper und beschleunigt unseren Stoffwechsel. Auch fordern Diäten viel von uns ab. Wir haben uns an restriktive Vorgaben zu halten und das bedarf Disziplin. Beim intermittierenden Fasten ist es hingegen lediglich die Zeitspanne zwischen den einzelnen Mahlzeiten, die es einzuhalten gilt. Weiß der Körper, wann er mit Nahrung und Energie zurechnen hat, dann kann er sich

und seinen Organismus auch besser auf diesen einstellen. Periodisches Fasten lässt sich einfacher und schneller implementieren und umsetzen, als jede Diät.

Heißhunger Ade!

Auch wenn man nicht damit rechnen würde, wer periodisch fastet wird nach den ersten Tagen der Umstellung feststellen, dass die von Diäten bekannten Heißhungerattacken, aus bleiben. Auch das Hungergefühl als solches nimmt nach nur wenigen Tagen der Nahrungsabstinenz ab und man fühlt sich weder hungrig, noch lüstet es einem nach Süßem oder anderen Leckereien. Einer der Gründe liegt womöglich im Verbrauch des Glykogenspeichers. Ist dieser einmal verbraucht, sehnt sich der Körper nicht mehr nach Süßem, um den Speicher aufzufüllen, sondern orientiert sich an den Fettreserven und verbrennt diese. Damit bleibt nicht nur der Heißhunger aus, sondern es wird auch fett verbrannt, was dazu führt, das kontinuierlich abgenommen wird. Aber dazu muss der Glykogenspeicher zuerst abgebaut werden. Studien haben belegt, dass, wenn der Körper zwischen 8 und 16 Stunden keinen Zucker- und Kohlenhydrat Nachschub bekommt, er auch weniger danach verlangt. Diese Zeitspanne zeigt uns auch, wie wichtig das intermittierende Fasten sein kann. Denn schließlich wollen wir nicht verzichten, aber auch nicht im Übermaße und ständig konsumieren und essen. Außerdem geben uns diese Studien noch einen weiteren Hinweis: unsere Körper sind unterschiedlich. Während bei dem einen bereits 8 Stunden ausreichen, um das Verlangen nach Zucker langsam aber sicher 'einschlafen' zu lassen, dauert es bei anderen bis zu 16 Stunden. Hier gilt es genau auf seinen Körper zu hören und seine intermittierenden Fastenzyklen seinen Bedürfnissen nach anzupassen. In der Anfangszeit empfiehlt es sich übrigens den aufkommenden Hunger und besonders Heißhungerattacken mit einer Tasse grünem oder schwarzen Tee den Kampf anzusagen. Außerdem lernt man beim intermittierenden Fasten schließlich auch zwischen Hunger und Appetit zu unterscheiden.

Unerforscht, aber aufgehorcht! Da das intermittierende Fasten erst wieder im Kommen ist, gibt es auch noch nicht so viele Studien über all seine Wirkungen. Dennoch sollen die weiteren Vorteile, von denen bislang in Forschung und Wissenschaft ausgegangen wird, nicht vernachlässigt werden. Deswegen fassen wir sie hier kurz zusammen:

(1) Intermittierendes Fasten soll bei der Bekämpfung von Krebszellen helfen und deren Verbreitung reduzieren.

(2) Es soll uns weniger schnell altern lassen, da der Prozess der Zellregeneration angeregt wird.

(3) Unser Gehirn erfreut sich einer besseren Gesundheit, arbeitet schneller und verlässlicher.

(4) Wer über einen längeren Zeitraum intermittierend fastet, der reduziert auch auf längere Sicht seinen Appetit und greift weniger schnell zu Süßem und anderen Naschereien.

(5) Dem Körper wird die notwendige Zeit gegeben, sich

selbst zu entgiften ... und gerade dieser Aspekt wird oft unterschätzt.

Warum man beim intermittierenden fasten soviel Gewicht verliert und warum es keinen Jojo-Effekt gibt

Sicherlich schafft man es auch radikal Gewicht zu verlieren, wenn man sich kalorienarm ernährt oder sich für eine unausgewogene Magerdiät entscheidet. Die Pfunde werden hier sicherlich genauso effektiv purzeln. Dafür kommen aber auch andere Effekte, wie Müdigkeit, Schlaffheit, mangelnde Konzentration und der Jojo-Effekt hinzu. Denn hört man auf mit seiner Diät und / oder Ernährungsumstellung auf Zeit, so kommen die Pfunde häufig schneller zurück, als es einem lieb ist. Auch sind solche Ernährungskuren und Diäten nicht gesund für unseren Stoffwechsel; intermittierendes Fasten, wie wir bereits kurz erklärt haben, aber schon. Entscheiden wir uns für eine radikale Diät, so verlangsamt das unseren Stoffwechsel sogar. Viel schlimmer ist es aber noch, dass bei einer solchen Ernährungsweise und Diät, der Körper mit dem Abführen von Giftstoffen und Ablagerungen überfordert wird. Beim intermittierenden Fasten, wie auch bei anderen Formen des Fastens, ist das Entschlacken und Entgiften des Körpers einer der zentralen gesundheitsförderlichen Aspekte. Durch Fasten entscheiden wir uns für eine natürliche, gesunde Form der Ernährungsweise. Wer intermittierend fastet, der verabschiedet sich nicht nur von Giftstoffen und Ablagerungen, sondern auch von Körperfetten und Krankheiten. Doch einen Hacken gibt es auch beim intermittierenden Fasten: es sollte zur Lebensweise werden oder zumindest für einen längeren Zeitraum durchgehalten, bzw. mehr noch befolgt werden. Denn auch unser Körper bedarf seine Zeit, um sich auf diese neue Essphilosophie einzustellen.

Dafür kann man aber eigentlich auch jeder Zeit mit dem Fasten wieder aufhören, ohne mit der Zunahme von Gewicht rechnen zu müssen. Dazu gibt es mittlerweile sogar vereinzelnd Studien, die diesen Effekt beschreiben und belegen. Denn der basale Stoffwechsel wird beim Fasten so angeregt, dass er auch beim Fastenende genauso effektiv und sogar noch besser funktioniert, wie im Vorfeld.

Ist man eine kleine Naschkatze und kann sich zwischen den Hauptmahlzeiten mit dem Snacken nicht zurückhalten, beginnt dann aber intermittierend zu fasten, purzeln die Pfunde im Sekundentakt. Deswegen kann man auch gerade in den ersten sieben Tagen so viele Pfunde verlieren. Denn Immer wenn der Körper auf Nahrung wartet, nein, viel mehr erwartet und sie nicht bekommt, weil eben gewisse Zeitabstände einzuhalten sind, geht er an die Fett- und Energiereserven.

Je nach Körpergewicht und Essverhalten bietet das intermittierende Fasten die Möglichkeit zwischen 200 g und einem ganzen Kilo pro Tag zu verlieren. Je höher das Anfangsgewicht, desto höher der Gewichtsverlust.

Wenn das nicht mal nach einer positiven, gesunden und vielversprechenden Weise klingt, die überflüssigen Pfunde und Kilos los zu werden. Doch es sind nicht nur Fette, die bereits am ersten Tag verstärkt verbrannt werden; der Körper reinigt sich beim Fasten auch und spült angelagerte Schlacken und Giftstoffe aus. Deswegen gilt es auch das intermittierende Fasten mit einer ordentlichen Menge an Flüssigkeitszufuhr, in Form von Wasser oder Tee, zu kombinieren.

Kapitel 2: Die Vorteile Des Intermittierenden Fastens

Das intermittierende Fasten bringt dem Körper einige wichtige Vorteile mit. Das sind die wichtigsten Vorteile dieser Diät-Art in Punkten:

- der Körper hat genügend Zeit für eine Regeneration (Schlaf!)

- es kommt zu einer vermehrten Ausschüttung der Wachstumshormone für eine bessere Zellerneuerung

- man wirkt vitaler

- der Schlaf verbessert sich

- das Immunsystem wird gestärkt

- der Stoffwechsel wird angekurbelt

- für die Haut ist es eine wahre Verjüngungskur

- die Hautalterungen werden gestoppt und es kommt zu Zell-Erneuerung

- es kommt zu einer selbstständigen Zellreinigung, die erst beim Fasten ausgelöst werden kann

- Optimierung des Cholesterinspiegels (weniger LDL und mehr HDL) und der Blutfette

- der Blutdruck wird gesenkt

- Körperfettreduktion >> Gewichtsreduktion

- hilft die Entzündungen im Körper zu heilen

- Diabetes Typ 2 kann unter Umständen verhindert oder sogar rückgängig gemacht werden.

Diese Fehler solltest du unbedingt vermeiden

Zu den häufigsten Fastenfehlern gehört das falsche Trinkverhalten. Die folgenden Getränke sollten während der 16 Stunden Fastenphase vermieden werden:

- Kaffee mit Milch und Zucker

- Fruchtsäfte

- Wasser mit Zitrone

Die folgenden Getränke dürfen dagegen beim Trinken in der Fastenphase getrunken werden:

- Wasser (am besten mit wenig Kohlensäure)

- Tee (Ingwer, schwarz, grün, Matcha)

- Kaffee oder Espresso (pur!)

So vermeidest du die typischen Fehler beim intermittierenden Fasten

Fasten bedeutet für den Körper immer einen Stress. Wenn die Fastenphasen und das Fasten an sich falsch angegangen und durchgeführt werden, kann es im schlimmsten Fall gesundheitsgefährdend sein. Damit es nicht dazu kommt, achte unbedingt auf die folgenden Punkte:

Stelle unbedingt einen Plan für dein intermittierendes Fasten auf. Wenn du nur einfach darauf los fastest, wirst du wahrscheinlich dein Ziel nicht erreichen können.

Beim Heißhunger aufpassen. Wenn du plötzlich einen Heißhunger bekommst, was durchaus normal ist, solltest du keine ungesunden Lebensmittel verzehren. Wenn dein Essen eiweiß- und ballaststoffreich ist, dann kommen keine Heißhungerattacken auf und das Fasten wird zu keinem unnötigen Stress.

Du sollst genug essen. In den 8 Stunden der Essensphase darfst Du gut und dich satt essen. Beim intermittierenden Fasten geht es nicht darum, dein Kaloriendefizit in den Keller zu treiben.

Trinke nicht zu viel Kaffee. Aufpassen bei zu viel Kaffee – wenn der Kaffee auf nüchternen Magen getrunken wird, dann wirkt das Koffein deutlich stärker auf den Körper als sonst. Der Körper produziert mehr Adrenalin und dadurch wird auch mehr Insulin ausgeschüttet. Solche Blutzuckerspitzen entnehmen dem Körper sehr viel Energie, die er anders nutzen könnte.

Mehr als 1 bis 4 Tassen Kaffee pro Tag sollte man also nicht trinken. Denke auch daran, dass der Kaffee dem Körper das Wasser entzieht! Kombiniere lieber den Kaffee mit dem Ingwertee, weil dieser sich positiv auf die Fettverbrennung auswirkt, ohne dabei den Magen unnötig zu belasten.

Die Mahlzeiten vernünftig planen. Nehmen wir an, dass du um 10 Uhr mit einem großen Frühstück beginnst, um dann um 13 Uhr ein reichliches Mittagessen zu dir zu nehmen. Hat das einen Sinn? Nein, weil du am Nachmittag in ein Energietief fallen wirst. Du wirst müde und wartest dann auf das Abendessen, das dann wieder zu groß und zu schwer wird. Nimm lieber stattdessen um 10 Uhr ein kleines aber durchdachtes Frühstück ein, welches dich sättigen wird. Um 14 Uhr kommt ein Mittagessen, bei dem du nach Möglichkeit nicht übertreiben solltest. Das Abendessen folgt um 17:45 Uhr und es darf ebenfalls etwas größer ausfallen, es sollte zudem lange satt machen und keine unnötigen und zu hohen Insulinausschüttungen verursachen. Ernähre dich zudem möglichst kohlenhydratarm, eiweißreich und ballaststoffreich.
Wer sollte das intermittierende Fasten vermeiden?
Für manche Menschen ist diese Form des Fastens nicht ideal. Für diese Gruppen ist das intermittierende Fasten nicht geeignet:

- Schwangere

- Diabetiker

- Kinder

- Senioren (nur nach Absprache mit dem Arzt)

- Kranke und Personen, die Medikamente einnehmen

- Menschen, die in Schichtarbeit arbeiten. Für sie wird es sehr schwer sein, einen geregelten Tageszyklus mit Fastenphase und Essensphase einzuplanen.

Kapitel 3: Welche Methoden Gibt Es?

Es gibt verschiedene Fasten-Methoden, mit denen wir intermittierend fasten können. Jede Methode besteht aus einer Fasten- und einer Essensperiode. Sie unterscheiden sich jedoch dadurch, dass die Fastenzeiten und Essenszeiten nicht gleich lang sind. Indem wir die jeweilige Fasten-Methode mit einer gesunden Ernährung und regelmäßiger Bewegung begleiten, können wir noch schneller abnehmen.

Damit du die beste Methode so schnell wie möglich für dich findest, möchte ich dir nachfolgend die vier bekanntesten Fasten-Methoden aufzeigen. Schau sie dir ganz in Ruhe an und du wirst sehen, welche Unterschiede es gibt. Probiere es zunächst mit einer Variante aus. Sollte diese nichts für dich sein, kannst du es sodann mit der nächsten Methode versuchen.

1.16:8 Diät (oder: Leangains Methode)

Bei der Leangains Methode geht es darum, dass du 16 Stunden auf Nahrung verzichtest und komplett fastest. In den restlichen 8 Stunden kannst du sodann Nahrung zu dir nehmen. Es geht bei dieser Methode darum, dass du deine Fettverbrennung gezielt ankurbelst und deine Ernährung verbesserst. Diese Methode kann von jeder Person ausgeführt werden, die ein besseres Körper- und Lebensgefühl herbeiführen möchte. Schwangere und stillende Frauen sowie Kinder gehören nicht dazu. Für diese Personengruppen ist eine Diät in keiner Form zu empfehlen.

Damit du dich möglichst gesund ernährst, solltest du die Grundlage auf Gemüse und viel Wasser ausrollen. Darüber hinaus kannst du auch die Zufuhr von Proteinen steigern und von Kohlenhydraten sinken. Dies sorgt für einen noch schnelleren Stoffwechsel und eine schnellere Gewichtsabnahme. Darüber hinaus wird sich dein Körper länger gesättigt fühlen und du kannst schneller Muskeln aufbauen.

Die Leangains Methode kannst du in deinem Alltag nach Uhrzeiten deiner Wahl einbauen. Wichtig ist, dass du die Uhrzeiten jeden Tag möglichst gleich hältst. Auf diese Weise kann sich dein Körper an den Essensentzug gewöhnen und du wirst es umso leichter haben. Die Fastenzeit kann zum Beispiel von 19 bis 11 Uhr und die Essenszeit von 11 bis 19 Uhr gehen.

In der Fastenzeit kannst du somit abends noch eine größere Mahlzeit verzehren und deinem Körper dann eine längere Pause gönnen. Diese wird mit dem Schlaf kombiniert und hat den besonderen Vorteil, dass dir die Fastenzeit nicht allzu lang vorkommt. Darüber hinaus werden in der Nacht Schlaf- und Wachstumshormone ausgeschüttet. Diese sorgen unter anderem dafür, dass du morgens weniger Hunger hast. Natürlich kannst du auch andere Zeiten wählen, die besser zu deinem Alltag und deinem Schlafrhythmus passen.

Zusammenfassung 16:8 Diät:
- Für wen: Anfänger, Fortgeschrittene und Profis.
- Fastenzeit: 16 Stunden.
- Essenszeit: 8 Stunden.

2. Warrior-Diät Bei der Warrior-Diät geht es darum, 20 Stunden lang zu fasten. Auch hier kannst du die Zeiten an deinen Alltag anpassen und schauen, wie du das Beste aus deiner Fastenphase herausholst. So kannst du die Fastenphase um 19 Uhr beginnen und am folgenden Tag um 15 Uhr beenden. Laut Erfinder Ori Hofmekler können wir unseren Körper auf diese Weise in die Steinzeit zurückversetzen und alte Ernährungsformen aufleben lassen, die bereits unsere Vorfahren praktiziert haben.

Genau aus diesem Grund trägt diese Fastenform auch ihren Namen. Es geht darum, dass wir zum Krieger („Warrior") werden und unserem Körper zeigen, dass er für eine bestimmte Zeit ganz gut auf Nahrung verzichten kann. Darüber hinaus ist es von großem Vorteil, unseren Körper in einen Nahrungsverzicht zu bringen und die Steinzeiternährung zu simulieren. Es bringt viele Vorteile mit sich, wie z.B. ein gesundes Körper- und Essensgefühl.

Wenn auch du das Gefühl hast, dass du viel zu oft unkontrolliert nach Nahrung greifst, kann diese Fastenform genau das richtige für dich sein. Darüber hinaus bringt diese Ernährungsform etwas ganz Spannendes mit sich: Du kannst während der Fastenzeit etwas essen! Dabei handelt es sich natürlich nicht um einen Burger oder eine Portion Pommes. Wie in der Steinzeit können wir es den Jägern gleichtun und ab und zu nach einer Portion Beeren oder Nüsse greifen. Dies sollte jedoch nur dann geschehen, wenn der Hunger unerträglich groß ist!

Es handelt sich bei der Warrior-Diät also um kein richtiges Intervallfasten, da du auch während der Fastenphase kleine Portionen an Lebensmitteln konsumieren kannst. In den 4 Stunden der Essensphase jedoch kannst du wie gewohnt essen und auch größere Portionen zu dir führen. Wichtig ist dabei, dass du es nicht übertreibst und deine Kalorienzufuhr im Auge behältst.

Je länger du die Warrior-Diät durchführst, umso mehr Vorteile für Gesundheit und Körpergewicht kannst du letztendlich auch spüren. Du kannst dich in dieser Zeit nicht nur komplett sattessen, sondern auch deine Fettverbrennung ankurbeln. Da die Fastenphase keine wirkliche Fastenphase im eigentlichen Sinne darstellt, können sich auch Anfänger mit dieser Methode meist schnell anfreunden.

Du kannst die Warrior-Diät jeden Tag für eine oder mehrere Wochen ausführen oder sogar mehrere Monate damit verbringen. Viele Menschen haben die Steinzeiternährung bereits in ihren Alltag integriert und konnten starke Vorteile für sich und ihren Körper erfahren. Es geht also darum, die Fastenform in das tägliche Leben zu integrieren und sich mit dem aufkommenden Hungergefühl zu beschäftigen. Wann ist es ein wahrer Hunger und wann nur ein Appetit?

Mache dich auf die Suche nach der Antwort in der Steinzeiternährung und du kannst zu einem gesunden Essverhalten zurückfinden. Darüber hinaus ist es übrigens wichtig, dass du die Essensphase von 4 Stunden in den Abendstunden ausführst und nur abends größere Mahlzeiten zu dir nimmst. Dies liegt vor allem daran, dass wir unserem Körper auf diese Weise eine Art Belohnung signalisieren können.

Wir schenken unserem Körper mit der Essenszufuhr also etwas, mit dem er zufrieden sein kann. Auf diese Weise zeigen wir sowohl Kopf als auch Körper, dass wir etwas tun müssen, um etwas essen zu dürfen. Das Essen wird somit nicht mehr als selbstverständlich betrachtet und das Gehirn wird am Ende des Tages für seinen Fleiß belohnt.

Darüber hinaus wirkt das Essen auf unseren Körper abends besonders entspannend. Unser Körper kann sich nach dem Essen vollkommen erholen und die Schlafqualität steigt in der Regel. Dabei solltest du jedoch beachten, dass du nicht allzu spät isst und zwischen der letzten Mahlzeit und dem Schlaf eine Pause von rund vier Stunden lässt. In dieser Zeit kann dein Körper die Verdauung durchführen und im Anschluss die entsprechenden Hormone ausschütten.

Der Körper ist somit in der Nacht nicht mit der Verdauung beschäftigt, sondern kann sich voll und ganz auf die Regeneration konzentrieren. Du wirst somit am Abend für deine getane Arbeit belohnt und tagsüber kann dein Körper eine Menge Hormone ausschütten, die das Fasten mit sich bringt.

Zusammenfassung Warrior-Diät:

- Für wen: Anfänger, Fortgeschrittene und Profis.
- Fastenzeit: 20 Stunden.

- Essenszeit: 4 Stunden.

3. 24/24 Diät

Bei dieser Form des Intervallfastens handelt es sich darum, für ganze 24 Stunden zu fasten. Das Positive daran ist, dass du nicht von morgens bis abends auf Nahrung verzichten musst. Denn du kannst die Fastenzeit tagsüber starten, z.B. um 15 Uhr. Du fastest in diesem Fall also von 15 bis 15 Uhr und schließt dann die 24-stündige Essenszeit an. In dieser kannst du alles essen, was du möchtest, wobei natürlich auch hier eine ausgewogene Ernährung die Regel sein sollte.

Diese Fasten-Methode mag für einige tatsächlich etwas extrem klingen. Der Körper jedoch findet auf gekonnte Art und Weise zu einem natürlichen Zustand und einem gesunden Rhythmus zurück. Durch die langen Essens- und Fastenphasen, die sich ständig abwechseln, können wir neue Energie aufnehmen und diese wieder abgeben. Die Rede ist auch von Metabolismus und Anabolismus.

Die Methode wechselt sich für mehrere Tage mit einem 24-stündigen Verzicht auf Nahrung und einer normalen Essensphase von 24 Stunden ab. Du kannst die 24/24 Diät anfangs für 7 Tage ausprobieren und schauen, wie sie in deinen Alltag passt.

Zusammenfassung 24/24 Diät:

- Für wen: Fortgeschrittene und Profis.
- Fastenzeit: 24 Stunden.
- Essenszeit: 24 Stunden.

4. Eat Stop Eat Methode
Die Eat Stop Eat Methode ist der 24/24 Diät sehr ähnlich. Dabei wird an fünf Tagen in der Woche normal gegessen und an zwei Tagen in der Woche für jeweils 24 Stunden auf Nahrung verzichtet. Auch hier kannst du die Fastenzeit so ansetzen, dass du nicht komplett einen Tag lang auf Nahrung verzichten musst. So kannst du die Fastenzeit um 17 Uhr starten und um 17 Uhr am darauffolgenden Tag abbrechen.

Das besondere an der Eat Stop Eat Methode ist, dass diese Form des Intervallfastens in fast jeden Alltag eingebaut werden kann. Dabei müssen wir nicht viel beachten. Ganz im Gegenteil! Denn die Methode bringt in der Regel viel Freiheit mit sich, da du an zwei Tagen in der Woche dich nicht um deine Nahrungszufuhr kümmern musst. Dies bringt nicht nur mehr Zeit mit sich, sondern auch Freiheit!

Auch bei dieser Methode geht es darum, in der Fastenzeit die Produktion von Schlaf- und Wachstumshormonen anzuregen. In der Anfangszeit ist es möglich, dass du noch einen kleinen Hunger am Morgen verspürst. Dieser legt sich mit der Zeit aber und du wirst den Tag gut mit Wasser und Tees überbrücken können. Da es sich wirklich nur um zwei Tage in der Woche handelt, an denen wir fasten, lässt sich die Diät optimal in deinen Alltag einbauen.

Zu beachten ist bei dieser Methode, dass die Fastentage nicht nacheinander folgen und du mindestens einen Essenstag dazwischen einbaust. So kannst du zum Beispiel dienstags und donnerstags auf Nahrung verzichten und an allen anderen Tagen eine gesunde, ausgewogene Ernährungsweise verfolgen.

Kapitel 4: Was Passiert Beim Fasten

Durch das intermittierende Fasten wird nicht nur der Gewichtsverlust positiv beeinflusst, sondern auch andere Abläufe. Wie hoch der Gewichtsverlust letztlich ist, hängt aber von verschiedenen Faktoren ab. Zu einem davon, welche Fastenmethode Du für Dich gewählt hast und zum anderen, was Du in den Essenszeiten zu Dir nimmst.

Generell wirkt sich das Fasten aber auch positiv auf den Herz-Kreislauf auf, stabilisiert den Blutzuckerspiegel und —sehr wichtig- kann die Nervenzellen regenerieren. Vor einigen Jahren hat der Zellbiologe Yoshinori Ohsumi herausgefunden, dass durch das intermittierende Fasten sogar der Alterungsprozess deutlich verlangsamt werden kann, sofern mindestens 14 Stunden täglich gefastet werden.

Des Weiteren balanciert sich der Cholesterinwert aus. Viele berichten auch bereits nach drei Tagen von Wohlfühlhormonen, die durch den Körper ausgeschüttet werden und die Stimmung ansteigen lassen.

Blutdruck sinkt: Reduziert sich das Gewicht (bei Übergewicht), sinkt auch —einfach ausgedrückt- der Blutdruck, was zugleich das Risiko für Schlaganfälle und Herzinfarkte senken kann. Du wirst Dich also vitaler fühlen und insgesamt wesentlich gesünder.

Blutzuckerspiegel sinkt: Ein zu hoher Blutzuckerspiegel macht sich auf Dauer durch unterschiedliche Folgen bemerkbar. Wir werden schlaffer, vor allem müder, haben also weniger Energie und auch unser Hautbild kann darunter leiden. Teilweise kann ein auf Dauer erhöhter Blutzuckerspiegel auch zu Depressionen führen. Diabetes 2 ist ebenso eine mögliche Folge. Dabei reagiert der Körper nicht mehr auf das körpereigene Insulin.

Der Blutzuckerspiegel steigt vor allem durch eine zu zuckerhaltige Ernährung an. Dabei wird die Bauchspeicheldrüse praktisch dauerhaft unter Druck gesetzt. Mit dem Intervallfasten gibst Du Deinem Körper die Möglichkeit, sich zu erholen und zu generieren.

Verdauung wird besser: Wählst Du für das intermittierende Fasten auch noch eine gesunde Ernährung oder generell eine bessere als zuvor, wirkt sich das auch auf Deine Verdauung aus. Beim Verzicht auf Gluten und Zucker wirkt sich das wie eine kleine Wellnesskur aus. In der Fastenzeit können dann die zusätzlichen Rückstände aus dem Darm heraus transportiert werden.

Ein Darm, der hingegen überfordert ist, kann die Nährstoffe weit weniger gut aus dem Körper befördern. Wer sich häufig zuckerlastig ernährt, muss mit der Anhäufung von Pilzen, Parasiten und schädlichen Bakterien über das Maß hinaus rechnen. Das bakterielle Gleichgewicht in der Darmflora wird gestört. In der Fastenzeit hingegen hat Dein Darm wesentlich mehr Zeit für die Regeneration.

Wer sollte nicht Fasten

Bevor wir nun zu der Praxis übergehen, wollen wir noch einmal schnell klären, wer problemlos fasten kann und wer vorsichtiger sein sollte. Dass das intermittierende Fasten generell eine gesundere Form ist, lässt sich diese Frage sehr übersichtlich beantworten.
- Generell kann jeder gesunde Erwachsene fasten!

Bei folgenden Personen empfehle ich jedoch vorher die Rücksprache mit einem Arzt:
- Schwangere
- Mütter in der Stillzeit
- Kinder unter 14/16 Jahren

Gleiches gilt bei Beschwerden wie:
- Arthrose
- Rheuma
- Magersucht – Bulimie
- Diabetes
- Starkes Übergewicht
- Herzkrankheiten

Ansonsten spricht nichts gegen das Fasten. Die 16:8 Variante kann direkt langfristig in den Alltag integriert werden. Härtere Methoden (wo ein oder mehrere Tage voll gefastet wird) sollten immer nur kurzzeitig durchgeführt werden.

Das Fasten in der Praxis
In den vorherigen Kapiteln habe ich Dir vor allem viele Informationen zum Fasten mitgegeben und die möglichen Varianten kurz angeschnitten. Damit Du nun besser Dein Fasten planen kannst, möchte ich in die Praxis gehen.
Du wirst Dich sicherlich fragen, wie so ein Fastentag aussehen kann und was Du beachten solltest, wie die Mahlzeiten aussehen sollten. Genau diese Punkte möchte ich anhand einiger Praxis-Beispiel genauer beantworten. Hierfür habe ich den Fokus auf das 16/8 Fasten gelegt. Schau Dir die einzelnen Beispiele an. Du kannst diese dann später auf Deinen ganz eigenen Plan umlegen. Es sei noch einmal angemerkt, dass die Varianten und Beispiele immer nur als Orientierung dienen. Deinen eigenen Fastenplan kannst Du somit also individuell umlegen.

Generell wird aber empfohlen, dass die Fastenzeit **mindestens 14 Stunden** lang sein sollte. Im Anhang findest Du zudem noch einige Zusatzinformationen, die Dir das Fasten erleichtern können.

16:8 Praxis: Praxis ohne Frühstück
Bei diesem Beispiel entfällt einfach das Frühstück. Das klingt zunächst ungewöhnlich, wirklich notwendig ist das Frühstück für einen guten Start in den Tag jedoch nicht. Der Körper gewöhnt sich an diese Umstellung bereits nach 2 – 3 Tagen.
Sollten die Hungergefühle jedoch in den ersten Tagen zu stark sein, kann eine Tasse Tee (ohne Zucker) helfen. Vor allem Grüner Tee erweist sich dabei als gutes Mittel gegen Hungergefühle. Aber auch ein Glas Buttermilch ist sinnvoll.

Hier gilt: Immer kleine Schlucke, nicht hastig Trinken.
- Fastenzeit von 18 Uhr Abends – 10 Uhr Morgens
- Erste Mahlzeit zum Mittag
- Zwischendurch kleine Snacks (Obst, Gemüse)
- Vor 18 Uhr Abendessen

Reichlich Trinken ist an allen Fastentagen oberstes Gebot! Verzichte dabei auf Wasser mit Kohlensäure und gesüßte Getränke sowie Alkohol. Wenn Dir stilles Wasser nicht schmeckt, kannst Du dieses auch mit Zitronenscheiben, Orangenscheiben oder aber Minze, Gurken- oder Limettenschreiben verfeinern. Aber auch mit Früchten (z.B. Himbeeren).
Erste Mahlzeit: Die erste Mahlzeit bei diesem Beispiel ist das Mittagessen. Das Frühstück fällt also weg. 12 oder 13 Uhr ist dafür eine gute Zeit. Auf harte Speisen (Fast-Food, Pommes und Co.) solltest Du aber verzichten (gelegentlich dürfen sie natürlich auf den

Speiseplan). Generell ist Dein Ziel aber ja auch eine Gewichtsabnahme. Mit Fast-Food und Co. wird das aber nicht so gut klappen. Langsames Kauen ist wichtig. Kombiniert werden kann das Mahl mit einem leckeren Smoothie (**Rezepte siehe im Anhang**).

Zweite Mahlzeit: Die zweite Mahlzeit fällt gegen Abend an. Gesundes Essen (also ohne Fast-Food) wird auch hier empfohlen. Langsames Kauen ist wichtig. Viele nutzen den späten Nachmittag, um gesund zu kochen. Dabei wird dann gleich eine doppelte Portion gekocht, damit für den nächsten Tag zum Mittag ebenfalls etwas Leckeres zur Verfügung steht. (**Rezeptvorschläge siehe im Anhang**).

Frische Säfte für Zwischendurch: Das Fasten bietet Dir die Möglichkeit, Dich mit frischen Säften ernähren zu können. Ich bevorzuge zum Beispiel ganz gerne eine frische Gurken-Pressung. Nimm dafür eine Gurke, ½ Zitrone und ein kleines Stück Ingwer. Die Zitrone und den Ingwer nun schälen und danach mit der zuvor in Stücke geschnittenen Gurke in einen Entsafter geben. Auf Wunsch noch ein wenig mit Wasser verdünnen.

In Reformhäusern und Bioläden findest Du auch fertige Säfte (ohne Zuckerzusatz), die frisch gepresst wurden.

Kleinere Snacks für Zwischendurch: Obst und kleinere Salate sind toll für Zwischendurch. Generell sollte aber ab 18 Uhr nichts mehr gegessen werden.

16:8 Praxis: Praxis mit Frühstück
Natürlich musst Du Dich nicht zwingen, auf Dein Frühstück zu verzichten. Beim Fasten muss es auch um Spaß gehen. Daher hier ein Beispiel mit Frühstück. Ich empfehle Dir dafür eine Tasse Grünen Tee. Generell kannst Du aber auch Kaffee trinken (aber bitte schwarz ohne Milch und Zucker), nur bitte nicht übertreiben. 1 – 2 Tassen sind optimal. Wobei Du dann immer abwechselnd an einem Tag mal Kaffee, am anderen Tee trinkst. Das ist gesund und bringt Abwechslung, ohne dass Du auf Deinen Kaffee verzichten musst.

Das Frühstück könnte so zum Beispiel gegen 10 oder 11 Uhr stattfinden. Ein paar Stunden später das Mittag.
- Fastenzeit von 18 Uhr Abends – 10 Uhr Morgens
- 10 Uhr erste Mahlzeit: Frühstück
- 14 Uhr (kleines) Mittag
- Vor 18 Uhr kleiner Snack (z.B. Obst)

Als Ersatz für den normalen Kaffee versuche es doch einmal mit einem Bullet Proof Coffee. Dazu benötigst Du 2 Tassen warmen Kaffee, 1 EL Kokosöl oder 1 EL Butter von Weidenkühen. Nun wird der noch warme Kaffee mit dem Kokosöl oder der Butter in einen Mixer gegeben, solange bis sich Schaum auf der Oberfläche bildet.

Damit das Fasten Spaß macht, kannst Du aber auch ab und zu Pfannkuchen zum Frühstück machen. Nur übertreiben solltest Du es nicht. Leckere Rezeptideen findest Du im Anhang wieder.

In der Fastenzeit trinken
Bei dem 16:8 Modell fastest Du 16 Stunden am Tag. Das hört sich nach viel an, ist aber einfach, da hier ja auch noch die Schlafenszeit von 6 – 8 Stunden reinfällt. Dennoch stellt sich die Frage, was Du in dieser Zeit zu Dir nehmen kannst. Generell empfehle ich Dir viel zu trinken (Wasser, Tee, Gemüsebrühe. Ca. 1,5 – 3 Liter/Tag).
Ist Hunger zu spüren, darf es auch einmal ein kleiner Naturjoghurt oder etwas Buttermilch sein. Trinken bitte immer nur in **kleinen** Schlucken. Nicht zu hastig. Mit Genuss. Das ist in der Fastenzeiten wichtig.

Doch was machst Du, wenn das Hungergefühl so groß ist. Das kann besonders in den ersten 1 – 3 Tagen passieren. Danach hat sich der Körper langsam an die neuen Gewohnheiten angepasst. In diesem Fall kann entweder besagte Buttermilch helfen oder ein Tee direkt mit Apfelessig (in das warme Wasser kommt ein TL Apfelessig, danach der Tee, der nun auf leeren Magen getrunken wird).
- Generell solltest Du pro Tag 1,5 – 3 Liter trinken
- Wasser (ohne Kohlensäure)
- Gemüsebrühen
- Kaffee (ungesüßt und nur gelegentlich!)

Folgende Teesorten sind besonders gut:

- Grüner Tee
- Kamille

- Pfefferminze
- Anis
- Fenchel
- Salbei
- Lindenblüte
- Kümmel
- Holunderblüte
- Johanniskraut (beruhigende Wirkung)
- Baldrian (beruhigende Wirkung)
- Weißdorn (beruhigende Wirkung)

So wirken zum Beispiel Tees mit Kräutern (Anis, Brennnessel, Himbeere, Pfefferminze, Salbei, Kümmel und Wachholderbeere) besonders entschlackend und entgiftend. Soll es Darm- und Magenfreundlich sein, kannst Du zu Kamille reifen. An kalten Tagen wärmt ein Ingwer Tee von innen.

Zusammenfassung Eat Stop Eat Diät:

- Für wen: Fortgeschrittene und Profis.
- Fastenzeit: 2 Tage pro Woche für jeweils 24 Stunden.
- Essenszeit: 5 Tage pro Woche für jeweils 24 Stunden.

Herzhafte Gemüsemuffins

Du brauchst (für etwa 6 Muffins):

- 3 Eier
- 50 g geriebener Gouda
- 25 g Mandelmehl
- 1/2 rote Zwiebel
- 100 g Blattspinat
- 50 g Erbsen aus der Dose
- 1 mittelgroße Tomate
- 1/2 rote Paprika
- 2 große Champignons
- 1 TL Butter
- 1/2 TL Paprikapulver
- Oregano
- Salz und Pfeffer

Zubereitung:

Heize den Ofen auf 180 °C Ober-/Unterhitze vor. Wasche den Spinat und schneide das restliche Gemüse in kleine Würfel. Hacke die Zwiebel und brate sie in einer Pfanne mit etwas Butter an, bevor du die Gemüsewürfel und den Spinat hinzu gibst. Würze mit Paprikapulver, Oregano, Salz und Pfeffer. Verquirle die Eier und vermenge sie mit Gouda und Mandelmehl. Gebe den Inhalt der Pfanne dazu, vermenge alles und verteile es portionsweise in Muffinformen. Nach 30 Minuten im Ofen sind die Muffins mit dem hohen

Gemüseanteil fertig. Tipp: Lasse sie etwas abkühlen, bevor du versuchst, sie vorsichtig aus den Förmchen zu lösen.

Pellkartoffeln In Avocado Creme

Zutaten

- 3-4 Pellkartoffeln
- 1 reife Avocado
- Saft 1/2 Zitrone
- 1 Prise Meersalz
- 1 Prise gemischter Pfeffer
- 1/2 Schälchen Kresse

Zubereitung

Die Pellkartoffeln abkochen lassen, danach die Avocado schälen und gut entkernen, danach einfach mit der Gabel zerdrücken. Nun noch die Gewürze und den Zitronensaft untermischen. Die fertigen Kartoffeln werden nun mit der Creme großflächig bestrichen.

Blumenkohl Mit Bohnen

Zutaten:

1/2 Kopf Blumenkohl, gehackt

2 Hände voll Babyspinat, gehackt

1 Dose weiße Bohnen

150 ml Gemüsebrühe

1 Schalotte, gehackt

3 Knoblauchzehen, gehackt

2 EL getrocknete Tomaten, gehackt

1 TL Kapern

1/2 TL Thymian

2 EL Pinienkerne, geröstet

Zubereitung:

Schlotten, Knoblauch und Thymian für 2-3 Minuten in Olivenöl andünsten, dann die halbe Dose Bohnen und Gemüsebrühe dazugeben und für etwa 5 Minuten köcheln, anschließend zu einer glatten Masse pürieren. Blumenkohl, Tomaten, die übrigen Bohnen und Spinat hinzugeben und ca. 5 Minuten kochen lassen. Vor dem Servieren mit Kapern und Pinienkernen garnieren.

Grapefruit-Saft

Zutaten:

1 pomelo Grapefruit
1 Rote Beete
2 Karotten
2 Stangen Sellerie
1 Zitrone
2 cm Ingwer
2 cm Kurkuma

Ab in den Entsafter!

(pro Portion: 334 Kalorien, 3,2 g Fett, 64 g Kohlenhydrate, 10 g Eiweiß)

Grüner Smoothie Für Die Mikronährstoffe

Zutaten für 2 Gläser:

- 2 Tomaten
- Zucchini
- Salatblätter
- Spinat
- Avocado
- Zitrone

Zubereitung:

Zunächst müssen sie die Zucchini und die Tomaten waschen, danach diese und die Avocado zubereiten. Dann die Salatblätter waschen, und alles in einen Mixer geben, darüber geben sie dann noch etwas Saft der Zitrone und vermischen das ganze.

Chia-Power-Pudding

Du brauchst:

- 100 ml Milch
- 50 ml Kokosmilch
- 2 TL Eiweißpulver (geschmacksneutral)
- 1 EL Kakaopulver
- 25g Chiasamen
- echte Vanille
- etwas Zucker(-ersatz)

Zubereitung:

Verarbeite Milch, Kokosmilch, Eiweißpulver, Kakaopulver, Vanille und Zucker(-ersatz) im Mixer und rühre anschließend mit einem Löffel die Chiasamen unter. Fülle die Flüssigkeit in eine Schale und stelle diese für 20 - 30 Minuten in den Kühlschrank. In dieser Zeit verändert sich die Konsistenz der Mischung dank Chia von flüssig zu puddingartig-fest - so entsteht eine gesunde Option für den süßen Hunger zwischendurch.

Bananen-Shilajit-Smoothie

Zutaten für 4 Portionen:
500 ml Mandelmilch
200 g gefrorene Blaubeeren
gefrorene Bananen
2 TL Shilajit
2 TL Maca
1 Prise Himalaya-Salz

Zubereitung:
Bananen schälen und in Scheiben schneiden.
Alle Zutaten in einen Mixer geben und fein pürieren.
Eiskalt servieren.

Zubereitungszeit: 5 Minuten

Vitamin-Glas (~ 300 Kcal)

1/2 Mango

125 g Naturjoghurt

1 Orange

1 EL gehackte Mandeln

1 TL Honig

1 TL Zitronensaft

Zubereitung:

Schälen und entkernen Sie die Mango und pürieren Sie das Fruchtfleisch mit dem Zitronensaft. Rühren Sie das Püree zum Joghurt und geben Sie den Honig dazu. Schälen Sie die Orange und entfernen Sie die Häute so gut wie möglich. Nehmen Sie nun ein geeignetes Glas zur Hand und schichten Sie abwechselnd Joghurt und Fruchtfleisch der Orange darin auf. Rösten Sie zum Schluss die gehackten Mandeln kurz in einer Pfanne an und garnieren Sie das Glas damit.

Müsli Mit Pep

Portionen: 1
Zutaten
150 g frisches Obst nach Wahl
1 Becher fettarmer Naturjoghurt (Gewicht je Becher: 200 g)
2 EL Haferflocken
Zimt
Stevia (flüssig)
einige Minzeblättchen
1 TL gehackte Haselnüsse
Zubereitung

1. Eine beschichtete Pfanne ohne Fett erhitzen, Haselnüsse zufügen, rösten.
2. Obst, waschen, würfeln. Sind Beeren vorgesehen, diese waschen, verlesen; wenn Sie Bananen mögen, diese schälen, in Scheiben schneiden.
3. Joghurt in eine Schüssel geben, Stevia, Zimt zufügen, verrühren.
4. Haferflocken zufügen, mischen.
5. Das vorbereitete Obst zugeben, vermischen.
6. Das Müsli mit gerösteten Haselnüssen bestreuen, mit Minzeblättchen garnieren.

Gemischter Obstsalat

Zutaten:
2 Äpfel
5 Orangen
1 Granatapfel
4 EL gehackte Walnüsse
2 EL Orangenblütenwasser

Zubereitung:
Orangen halbieren und auspressen.
Äpfel schälen, fein raspeln und mit dem Orangensaft verrühren.
Orangenblütenwasser hinzugeben und zwei Minuten ziehen lassen.
Granatapfelkerne auslösen.
Mit dem Apfel-Orangen-Gemisch und den Walnüssen mischen.
Vor dem Servieren mindestens zehn Minuten kühl stellen.

Eiweißbrot Mit Käse Und Tomate

(400 kcal, 14,8 g Eiweiß, 12,4 g Kohlenhydrate, 3,1 g Fett)

Zutaten:

2 Scheiben Vollkornbrot
2 Eier
2 Tomaten
Käse (fettarm)
Salz und Pfeffer

Zubereitung:

Wahlweise kannst du auf das Vollkornbrot etwas Albaöl auftupfen oder gänzlich ohne Unterlage arbeiten.
Brate nun die Eier in einer Pfanne und streue etwas Salz darüber.
Indes kannst du die Tomaten aufschneiden und den Käse in Scheiben auf die Brote Legen.
Lege nun die Tomaten darauf und zum Schluss die Spiegeleier obendrauf.

Gemüsesuppe Mit Hähnchen

Zutaten für 4 Portionen:
700 ml Gemüsebrühe
400 ml Wasser
200 g Knollensellerie
2 Lauchstangen
1 Zwiebel
1 Möhre
2 Hähnchenbrustfilets
1 Low-Carb-Brötchen
1 Ei
1 EL Olivenöl
½ TL Senf
Salz, Pfeffer

Zubereitung:
Hähnchenbrustfilets waschen, trocken tupfen und klein schneiden. In die Küchenmaschine geben und zu groben Hack verarbeiten. Brötchen in 100 ml kaltem Wasser einweichen. Solange einweichen, bis das Brötchen eine weiche, aber nicht matschige Konsistenz hat. Wasser herausdrücken und das Brötchen mit dem Hähnchenhack, dem Senf und dem Ei vermengen. Mit Salz und Pfeffer würzen.
Aus der Hähnchenmasse mit feuchten Händen kleine Klößchen formen. Sellerie, Lauch, Möhre und Zwiebel putzen, schälen und klein schneiden. In heißem Öl für fünf Minuten andünsten. Mit der Gemüsebrühe

ablöschen und für zehn Minuten köcheln.
In der Zwischenzeit in einem zweiten Topf 300 ml Wasser aufkochen. Hähnchenklöße hineingeben und kurz ziehen lassen. Sobald die Hähnchenklöße oben schwimmen, herausnehmen. Zur Suppe geben und weitere zehn Minuten mitgaren.

Zubereitungszeit: 40 Minuten

Blumenkohl-Curry (~ 375 Kcal)

1/2 Blumenkohl

100 g Kidneybohnen

50 g Mais

1/2 Zwiebel

2 EL Creme Fraiche

4 EL Sahne

1 TL Zitronensaft

1 EL Sonnenblumenöl

Gemüsebrühpulver

Currypulver

Salz und Pfeffer

Öl für die Pfanne

Zubereitung:

Hacken Sie zunächst die Zwiebel in feine Stücke. Waschen Sie den Blumenkohl und zerteilen Sie ihn grob in Röschen. Füllen Sie diese in den Mixer und verarbeiten Sie sie zu kleinen Flocken. Erhitzen Sie nun eine Pfanne mit etwas Öl und braten Sie die

Zwiebelstücke darin an. Geben Sie anschließend die Blumenkohlflocken dazu und braten Sie diese, bis sie sich braun färben und knusprig werden. Geben Sie den Mais, die Kidneybohnen und die Sahne dazu und würzen Sie mit Gemüsebrühpulver, einer ordentlichen Portion Curry, sowie Salz und Pfeffer. Rühren Sie etwas Zitronensaft und zum Schluss die Creme Fraiche ein.

Spinat Im Teigmantel

Portionen: 2
Zutaten
115 g TK-Blattspinat
100 g Feta
35 g Rundkornreis
35 g Vollkornmehl mit Schrot
25 g gelbes Weizenmehl
25 ml Olivenöl
1 mittelgroßes Ei
½ Zwiebel
¼ Bund Petersilie
¼ Bund Dill
½ kleiner Becher Joghurt (Fettgehalt: 3,5 %)
½ kleiner Becher gemischtes Öl (Olivenöl, Sonnenblumenöl, Mischungsverhältnis: 3:1)
Salz
Zubereitung

1. Backofen auf 175 °C vorheizen, eine Auflaufform leicht einfetten.
2. Feta abtropfen lassen, würfeln.
3. Petersilie und Dill abbrausen, Blättchen bzw. Spitzen abzupfen, hacken.
4. Zwiebel abziehen, würfeln.
5. Spinat auftauen, abtropfen lassen.
6. Öl in einen großen Topf geben, erhitzen. Zwiebeln zufügen, dünsten.
7. Spinat zugeben, mischen.

8. Hitze reduzieren, Topf mit Deckel versehen, nach 3 Minuten das Ganze verrühren und den Topf vom Herd nehmen.
9. Reis zufügen, verrühren.
10. Petersilie, Dill, Eier zugeben, mischen.
11. Den Käse zugeben, mischen. Würzen mit Salz.
12. Joghurt in eine Schüssel geben. Ölmischung zufügen, mischen. Mit Salz würzen.
13. Die Mehle zufügen, vermischen, mit den Händen zu einem geschmeidigen Teig verkneten.
14. Den Teig halbieren.
15. Die eine Hälfte vom Teig in die Auflaufform geben, einen Rand ausarbeiten.
16. Die Spinatmischung auf dem Teig verteilen.
17. Den restlichen Teig mit den Händen zu schmalen Fladen verarbeiten, auf der Füllung verteilen.
18. Die Form in den Backofen stellen, 45 Minuten backen.

Schmackhaftes Schinken-Omelette

Zutaten:
4 Eier (M)
250 g gekochter Schinken
100 ml Milch
50 ml Creme Fraiche
50 g geriebener Parmesan
Salz, Pfeffer, Paprika

Zubereitung:
Schinken würfeln und in heißem Öl leicht anbraten.
Milch und Creme Fraiche erhitzen.
Parmesan hinzugeben und vollständig schmelzen.
Leicht abkühlen lassen.
Eier, Salz, Pfeffer und Paprika unterrühren.
Über den Schinken geben.
Omelette auf niedriger Flamme ausbacken.

Zucchini-Hähnchen-Pfanne

(500 kcal, 11,7 g Eiweiß, 7,6 g Kohlenhydrate, 0,8 g Fett)

Zutaten:

100 g Hähnchenbrustfilet
1 Zucchini
Albaöl
Oregano (getrocknet, gerebbelt)
Salz und Pfeffer
Zubereitung:

Schneide das Fleisch in grobe Streifen und die Zucchini in grobe Würfel. Brate alles mit etwas Albaöl in einer Pfanne an und würze alles mit Oregano, Salz und Pfeffer.
Lasse alles garen und schmecke ggf. mit Salz und Pfeffer ab.

Kürbiscremesuppe

Zutaten für 4 Portionen:
1000 g Hokkaido-Kürbis
800 ml Gemüsebrühe
200 ml Kokosmilch
1 Zwiebel
4 EL Kokosflocken
2 TL Kokosöl
2 TL Kürbiskerne
Salz, Pfeffer, Curry

Zubereitung:
Kürbis und Zwiebel schälen und klein schneiden.
In heißem Öl für drei Minuten glasig anbraten.
Mit der Gemüsebrühe und Kokosmilch ablöschen.
Für 12 Minuten köcheln.
Anschließend die Kürbiscremesuppe fein pürieren.
Vor dem Servieren mit Salz, Pfeffer und Curry abschmecken.
Gemeinsam mit den Kokosflocken und Kürbiskernen anrichten.

Zubereitungszeit: 35 Minuten

Waffeln Mit Apfelsauce (~ 475 Kcal)

2 Eier

30 g Butter

50 g Quark

3 EL Vanille-Proteinpulver

2 TL Honig

2 EL Öl

1 Apfel

1 EL Rosinen

1 TL Zitronensaft

Zimt

Margarine

Zubereitung:

Schlagen Sie die Butter mit 1 TL Honig, Quark, Öl, den Eiern und dem Proteinpulver mit dem Rührgerät zu einem Teig. Schälen Sie den Apfel, entfernen Sie das Kerngehäuse und schneiden Sie eine Hälfte des Apfels in kleine Würfel, während Sie die andere Hälfte mit dem Zauberstab mit etwas Honig und Zitronensaft pürieren. Erhitzen Sie eine Pfanne ohne Fett und braten Sie die Apfelwürfel darin goldbraun an, bevor Sie das Apfelpüree hinzugeben, mit etwas Zimt würzen und die Pfanne vom Herd nehmen. Fetten Sie ein Waffeleisen mit Margarine ein und backen Sie den Teig zu drei bis vier goldbraunen Waffeln aus, die Sie mit der Apfelsauce genießen.

Tipp: Geben Sie für besonders lockere, fluffige Waffeln einen Schluck Mineralwasser mit viel Kohlensäure zum Teig.

Pfannkuchen Lecker Gefüllt

Portionen: 4
Nährwerte je Portion:
Kcal: 500, Eiweiß: 33 g, Fett: 13 g, Kohlenhydrate: 58 g, Harnsäure: 37 mg
Zutaten

Pfannkuchen
250 g Vollkornmehl
300 ml fettarme Milch (Fettgehalt: 1,5 %)
100 ml kohlensäurehaltiges Mineralwasser
4 EL Olivenöl
1 TL Zucker
1 TL abgeriebene Zitronenschale
Salz
Zimt

Füllung
500 g Magerquark
200 g frische Himbeeren (alternativ: TK-Himbeeren)
1 TL Honig
1 EL Zitronensaft
Vanillemark
Zubereitung

1. Eier trennen, Eiweiße in eine hohe Schüssel geben, zu steifem Eischnee schlagen.
2. Eigelbe in eine weitere Schüssel geben. Milch, Mineralwasser, etwas Salz, Zucker, Mehl, Zitronenschale und Zimt zufügen, verquirlen.

3. Eischnee auf die Eigelbmischung geben, unterziehen.
4. Olivenöl in einer beschichteten Pfanne erhitzen, aus dem Teig acht Pfannkuchen backen.
5. Die Pfannkuchen warm stellen.
6. Himbeeren waschen (TK-Himbeeren auftauen), verlesen, einige Beeren zur Seite legen.
7. Himbeeren in einen Mixer geben. Quark, Vanillemark, Honig und Zitronensaft zufügen, das Ganze pürieren.
8. Die Pfannkuchen mit dem Beerenpüree bestreichen, zu einer Rolle formen.
9. Mit den zur Seite gestellten Himbeeren garnieren.

Käse-Schinken-Croissant

Zutaten:
125 g Mozzarella
50 g Butter
1 Ei (L)
5 EL gemahlene Mandeln
3 EL Kokosmehl
1 TL Weinsteinpulver
1 TL Guarkernmehl
100 g Kochschinken

Zubereitung:
Mozzarella würfeln.
Gemeinsam mit dem Ei und der Butter pürieren.
Nach und nach alle Zutaten, außer den Kochschinken, unterheben.
Teig eine Stunde ruhen lassen.
Teig rund acht Millimeter dick ausrollen und in Dreiecke schneiden.
Gleichmäßig mit dem Kochschinken belegen und von der Längsseite her aufrollen.
Im vorgeheizten Backofen bei 175°C für 20 Minuten backen.

Low Carb Schoko Pancakes

(400 kcal, 32,4 g Eiweiß, 3 g Kohlenhydrate, 1 g Fett)

Zutaten:

3 Eier
Milch
Mandelmehl
Dinkelmehl
Eiweißpulver (neutral)
Backpulver
Flohsamenmehl
Albaöl
Schokotropfen (Zartbitter)

Zubereitung:

Gib in eine Schüssel 2 EL Mandelmehl, 2 EL Dinkelmehl und 1 TL Flohsamenmehl, sowie 2 EL Eiweißpulver, 1 EL Schokotropfen und 2 TL Backpulver.
Vermenge alles gründlich und Mische die Eier mit unter.
Füge nun einen Becher Milch hinzu, sodass sich ein Teig bildet.
Nach 10 Minuten nochmals die Konsistenz überprüfen.
Gib etwas Albaöl in eine Pfanne und backe die Panecaces aus.

Auberginen Mit Dattel-Mandel-Couscous

Zutaten für 4 Personen:
300 g Naturjoghurt
250 ml Wasser
175 g Instant-Couscous
100 g Datteln (entsteint)
50 g Mandelkerne
2 Auberginen
1 Zwiebel
1 Granatapfel
2 Knoblauchzehen
½ Bund Minze
3 EL Olivenöl
1 TL Kreuzkümmel
1 TL Zimt
Meersalz, Pfeffer

Zubereitung:
Auberginen waschen, halbieren und das Fruchtfleisch entfernen. Mit bestreichen und mit Meersalz würzen. Bei 180°C für 25 Minuten garen. Auberginenfruchtfleisch würfeln. Zwiebeln und Knoblauch schälen und klein schneiden. Datteln würfeln und Mandeln grob hacken. Mandeln ohne Fett anrösten. Auberginenfruchtfleisch in heißem Öl für fünf Minuten anbraten. Zwiebeln und ½ des Knoblauchs zugeben. Mit Salz, Pfeffer, Zimt und Kreuzkümmel

würzen. Datteln und Mandeln unterheben. Wasser erhitzen und über den Instant-Couscous gießen. Zehn Minuten quellen lassen. Zwischenzeitlich den Naturjoghurt mit dem restlichen Knoblauch verrühren. Mit Salz und Pfeffer abschmecken. Granatapfelkerne auslösen. Minze waschen, zupfen und fein hacken. Couscous unter die Auberginen-Dattel-Mischung heben. Auberginen damit füllen. Gemeinsam mit dem Joghurt, den Granatapfelkernen und der Minze servieren.

Zubereitungszeit: 45 Minuten

Gefüllte Avocadohälften (~ 500 Kcal)

1 Avocado

2 EL Mais

1 EL Kräuterfrischkäse

4 Cherrytomaten

1 TL Sesam

4 Rucolablätter

Zwiebelpulver

Salz und Pfeffer

Zubereitung:

Schälen Sie die Avocado, teilen Sie sie der Länge nach in zwei Hälften und entfernen Sie den Kern. Vergrößern Sie die Höhle, die der Kern in jeder Hälfte hinterlassen hat, rundum um etwa 0,5 - 1 cm, sodass außen noch ein stabiler Rand bestehen bleibt. Vermengen Sie das entnommene Fruchtfleisch mit dem Frischkäse und dem Sesam und würzen Sie mit Salz, Pfeffer und etwas Zwiebelpulver. Waschen Sie die Cherrytomaten und schneiden Sie sie in Viertel, die Sie anschließend, gemeinsam mit dem Mais, unter die Frischkäse-Masse mengen. Füllen Sie die Avocadohälften zum Schluss mit der Creme und garnieren Sie sie mit den Rucolablättern.

Ratatouille

Portionen: 4
Nährwerte je Portion:
Kcal: 230, Eiweiß: 9 g, Fett: 8 g, Kohlenhydrate: 24 g, Ballaststoffe: 9 g
Zutaten
4 Knoblauchzehen
2 Zucchini
2 gelbe Paprika
2 rote Paprika
1 Aubergine
1 Gemüsezwiebel
1 Dose geschälte Tomaten (Abtropfgewicht: 400 g)
½ Tube Tomatenmark
3 TL getrocknete Kräuter der Provence
2 EL Olivenöl
Zucker
Salz
schwarzer Pfeffer
Zubereitung

1. Aubergine putzen, in Stücke scheiden, in eine Schüssel geben, mit Salz bestreuen, 10 Minuten beiseitestellen. Die Stücke dann auf Küchenkrepp legen und trocken tupfen.

2. Zwiebel, abziehen, grob würfeln. Knoblauch abziehen, fein würfeln.
3. Zucchini waschen, Enden abschneiden, würfeln.
4. Paprika waschen, entkernen, Fruchthäute entfernen, stückeln.
5. Olivenöl in einen großen Topf geben, erhitzen. Knoblauch, Zwiebel und Zucchini zufügen, anbraten.
6. Paprika zufügen, kurz mit braten.
7. Aubergine zugeben, 5 Minuten anbraten lassen.
8. Tomatenmark zufügen, verrühren.
9. Würzen mit Salz, Pfeffer.
10. Mit den Dosentomaten ablöschen. Kräuter zufügen, untermischen. Zucker zufügen, unterrühren.
11. Das Ganze bei geringer Hitze 20 Minuten köcheln lassen, wenn notwendig, noch etwas Wasser zufügen.

Schokoladen-Brötchen

Zutaten:
250 g Magerquark
8 EL Haferkleie
4 EL Kokosmehl
2 Eier (L)
2 EL Kokosöl
½ TL Guarkernmehl
1 EL Stevia
6 EL Xylit-Schokodrops

Zubereitung:
Alle Zutaten miteinander verrühren, bis ein leicht klebriger Teig entsteht.
Zehn Minuten ziehen lassen.
Sechs kleine Brötchen formen.
Im vorgeheizten Ofen bei 175°C für 30 backen.

Harissa-Tofu Mit Blumenkohl-Couscous

Zutaten für eine Portion:
200 g Tofu
200 g Blumenkohl
4 getrocknete Tomaten
2 Knoblauchzehen
1 Thai-Chilischote
½ rote Paprika
¼ rote Zwiebel
3 EL Zitronensaft
2 EL Petersilie
2 TL Kurkuma
2 TL Olivenöl
1 TL Ingwer
Kreuzkümmel, Koriander

Zubereitung:
Paprika, ½ Thai-Chili und 1 Knoblauch putzen und in feine Würfel schneiden. In eine Auflaufform geben. Mit 1 EL Olivenöl übergießen und mit Kreuzkümmel und Koriander würzen. Für 20 Minuten bei 200° C garen. Anschließend abkühlen lassen, mit dem Zitronensaft verrühren und zu Harissa pürieren. Tofu längs durchschneiden und halbieren. In eine Auflaufform geben und mit dem selbstgemachten Harissa bedecken. Für 20 Minuten bei 200° C backen. In der Zwischenzeit Blumenkohl waschen, putzen und zerkleinern, bis er so

groß wie ein Reiskorn ist.1 Knoblauchzehe, ½ Thai-Chili, Ingwer und Zwiebeln putzen und fein hacken. In 1 EL Olivenöl glasig braten. Nach und nach das Kurkuma und den Blumenkohl zugeben. Für zwei Minuten köcheln und vom Herd nehmen. Tomaten fein hacken. Mit der Petersilie unter den Blumenkohl-Couscous heben.

Zubereitungszeit: 50 Minuten

Gurkensalat Mit Chili

Portionen: 2
Nährwerte je Portion:
Kcal: 70, Eiweiß: 1 g, Fett: 5 g, Kohlenhydrate: 5 g, Harnsäure: 9 mg
Zutaten
1 kleine Salatgurke
1 kleine rote Chilischote
2 Stiele Koriander
1 daumennagelgroßes Stück Ingwer
1 EL Olivenöl
1 EL Balsamico Blanco
½ TL Zitronensaft
½ TL Honig oder etwas Stevia
Salz
weißer Pfeffer
Zubereitung

1. Gurke waschen, der Länge nach halbieren, in Scheiben hobeln, in eine Schüssel geben.
2. Chilischote waschen, halbieren, entkernen, würfeln.
3. Koriander abbrausen, hacken.
4. Ingwer abwaschen, schälen, würfeln.
5. Eine Pfanne mit Öl erhitzen, Ingwer zufügen, andünsten.
6. Honig zufügen, verrühren. Pfanne vom Herd nehmen, das Ganze abkühlen lassen.

7. Zitronensaft und Essig zum Ingwer geben, einrühren. Würzen mit Salz, Pfeffer.
8. Die Ingwer-Honig-Mischung zu den Gurkenscheiben geben, mischen.
9. Chili und Koriander zufügen, durchmischen.

Quinoa Suppe

Zutaten:
100 Gramm Hühnchenbrust
½ Tasse Quinoa
1 Zwiebel
2 Knoblauchzehe
5 Tassen Wasser
1 Tasse Tomaten aus der Dose
1 Lorbeerblatt
1 TL getrockneter Thymian
½ TL getrocknetes Basilikum
Salz und Pfeffer

Zubereitung:
Hühnchen vorkochen und würfeln.
Zwiebeln hacken.
Hühnchenbrust und Zwiebeln bei mittlerer Hitze ich einem tiefen Topf kochen.
Fett abschöpfen.
Knoblauchzehen hinzufügen und für weitere paar Minuten kochen.
Quinoa abspülen.
Tomaten würfeln.
Quinoa, Tomaten, Gewürze und Wasser in den Topf dazugeben und zum Kochen bringen.
Topf abdecken und für 20-25 Minuten garen lassen.
Salz und Pfeffer zum Abschmecken.

Omelette Mit Räucherlachs Und Radieschen

Für 4 Personen

Zutaten:
3 Eier (Größe M)
80 g Schweizer Käse (Greyerzer)
Salz
150 g Räucherlachs
1 Bund Frühlingszwiebeln
5 mittelgroße Radieschen
1 mittelgroße Zitrone
125 ml Crème fraîche
1/4 mittelgroße Salatgurke
1 Bund Blattpetersilie
1/4 Stange Lauch
1 EL Öl

Zubereitung
Eigelb und Eiweiß eines Eis trennen. Die restlichen beiden Eier mit dem Eigelb vermischen, mit Salz und Pfeffer abschmecken. Greyerzer reiben und unter die Eier mischen.
Eiweiß steif schlagen und unter die Ei-Käsemasse heben.
Lachs fein schneiden, Lauch und Gurke würfeln, Radieschen hobeln, Petersilie fein hacken.
Öl in eine Pfanne geben und heiß werden lassen.
Eiermasse in die Pfanne geben und stocken lassen.
Räucherlachs, Gurke und Lauch in die Mitte auf das

Omelette geben und eine Seite vorsichtig umklappen. Später wenden.
Auf dem Teller mit der Petersilie bestreuen.
Creme fraîche mit Zitronensaft und Radieschen vermischen, mit Salz abschmecken und zum Omelett servieren.

Gemischter Obstsalat

Zutaten:
2 Äpfel
5 Orangen
1 Granatapfel
4 EL gehackte Walnüsse
2 EL Orangenblütenwasser

Zubereitung:
Orangen halbieren und auspressen.
Äpfel schälen, fein raspeln und mit dem Orangensaft verrühren.
Orangenblütenwasser hinzugeben und zwei Minuten ziehen lassen.
Granatapfelkerne auslösen.
Mit dem Apfel-Orangen-Gemisch und den Walnüssen mischen.
Vor dem Servieren mindestens zehn Minuten kühl stellen.

Morning Toast

Zeitaufwand: 15 Minuten

Nährwertangaben pro Portion:
Kcal: 349
Protein: 42g
Fett: 13g
Kohlenhydrate: 13g

Zutaten für 2 Portionen:
80ml fettarme Milch
250g Magerquark
4 mittelgroße Eier
60g Mehl
2 Teelöffel Backpulver
1 Teelöffel Salz

Zubereitung:
1. Mische Salz, Mehl und Backpulver in einem kleinen Gefäß miteinander. Restliche Zutaten gut miteinander verrühren (separates Gefäß).
2. Mischung aus dem kleinen Gefäß langsam und sorgfältig in die andere Mischung unterrühren.

3. Entstandenen Teig für 4 Minuten in die Mikrowelle (bei 750W) stellen. Danach stürzen und in Toastscheiben scheiden. Nach Wunsch toasten.

Bunter Frühstücks-Burrito An Sommergemüse

Zutaten für 1 Portion
2 Eiweiß
2 EL Olivenöl
½ rote Paprika, in Streifen geschnitten
1 Tomate, gewürfelt
2 EL Kidneybohnen, aus der Dose
¼ rote Chilischote, kleingehackt
1 EL Frischer Koriander, kleingehackt
1/8 Zitrone
Nährwertangaben pro Portion
Kcal: 99 kcal; Kohlenhydrate: 7,3 g; Fett: 9 g; Eiweiß: 15,1 g
✔Zubereitung
Den Backofen auf 200° C vorheizen.
Eiweiß in einer Rührschüssel mit zwei Esslöffeln Wasser verquirlen.
Einen Esslöffel Olivenöl in einer feuerfesten Pfanne erhitzen und das Eiweiß in die Pfanne gießen. Darauf achten, dass der Boden der Pfanne vollständig bedeckt ist.
Die Pfanne in den Ofen stellen und den Burrito für weitere 4-5 Minuten goldbraun backen. Aus dem Backofen nehmen und den Burrito fast vollständig abkühlen lassen.

Das restliche Olivenöl in der Pfanne erhitzen, Paprikastreifen hinzufügen und für 3-4 Minuten weich kochen.

Zwei Teelöffel Wasser, Tomate, Kidneybohnen und Chili hinzufügen und für weitere 5 Minuten köcheln lassen.

Den abgekühlten Burrito mit der Paprika-Mischung und frischem Koriander belegen und zuklappen.

Frühstücks-Burrito mit einer Zitronenspalte garnieren und umgehend servieren.

Porridge Mit Kokosflocken

Zutaten:
250ml Mandelmilch
2 Bananen
8EL Mandelflocken
1 Apfel
2EL gehackte Mandeln
1 Birne
2EL Kokosflocken

Zimt

Zubereitung:
1.
Die eine Banane schälen und in Scheiben schneiden und die andere Banane
schälen und mit einer Gabel zerdrücken.
2.
Apfel und Birne waschen, entkernen und in kleine Stücke schneiden.
3.
Mandelflocken und Mandelmilch in einen Topf geben und unter ständigem
Rühren leicht aufkochen lassen und dann vom Herd nehmen.
4.
Alle Zutaten in einer Schüssel vermischen und je nach Bedarf mit Zimt
würzen.

Joghurt-Müsli

Portionen: 1 Portion
Zeitaufwand: 5 Minuten
Nährwertangaben: ca. 200 kcal

Zutaten:
1 Apfel
1/2 Handvoll Rosinen
3 EL Magerjoghurt
1 EL Haferflocken
1 EL Müsli
1 EL Honig
1 TL Leinsamen
Etwas Milch

Zubereitung:
1. Magerjoghurt, Haferflocken, Müsli, Leinsamen, Milch und Honig miteinander in einer kleinen Schale vermengen. Den gewaschenen und geschnittenen Apfel mitsamt Rosinen dazugeben.

2. Die Joghurtspeise kann entweder sofort genascht werden oder kühl am nächsten Morgen.

Truthahnschnitzel Mit Blumenkohl-Couscous

Zutaten für eine Portion:
150 g Blumenkohl
150 g Truthahnschnitzel
1 Knoblauchzehe
1 Thai-Chilischote
¼ rote Zwiebel
6 getrocknete Tomaten
3 EL Zitronensaft
2 EL Kurkuma
2 EL Olivenöl
1 EL Wasser
1 EL Petersilie
1 EL Kapern
1 TL Salbei
1 TL frischer Ingwer

Zubereitung:
Blumenkohl waschen, putzen und zerkleinern, bis er so groß wie ein Reiskorn ist.
Knoblauch, Thai-Chili, Ingwer und Zwiebeln putzen und fein hacken.
In 1 EL Olivenöl glasig anbraten.
Nach und nach das Kurkuma und den Blumenkohl zugeben.
Für zwei Minuten köcheln und vom Herd nehmen.
Tomaten fein hacken.
Gemeinsam mit der Petersilie unter den Blumenkohl-

Couscous heben.
1 EL Olivenöl erhitzen.
Salbei und Truthahnschnitzel darin anbraten.
Solange garen, bis das Schnitzel durch ist.
Zitronensaft, Wasser und Kapern während der Garzeit zugeben.

Zubereitungszeit: 35 Minuten

Spinat-Pizza

Portionen: 4
Nährwerte je Portion:
Kcal: 338, Eiweiß: 14 g, Fett: 48 g, Kohlenhydrate: 4 g, Ballaststoffe: 6 g
Zutaten

Teig
300 g fettarmer, geriebener Käse
3 Eier
2 EL Flohsamenschalen

Belag
200 g TK-Blattspinat
125 g Mozzarella
80 g Kochschinken
1 Tomate
Zubereitung

1.   Backofen auf Umluft 220 °C vorheizen, Backblech mit Backpapier auslegen oder eine runde Pizzaform einfetten.
2.   Eier in einer Schüssel aufschlagen, Flohsamenschalen, Käse zufügen, das Ganze zu einem glatten, zähflüssigen Teig verarbeiten.
3.   Den Teig in die Pizzaform füllen oder auf dem Backblech zu einem Kreis verstreichen.
4.   Das Blech / die Form auf die obere Schiene im Backofen setzen, 10 Minuten backen.
5.   Spinat auftauen lassen, abtropfen lassen.

6. Tomaten waschen, in Scheiben schneiden.
7. Mozzarella abtropfen lassen, in Scheiben schneiden.
8. Spinat, Tomaten und Mozzarella auf dem Pizzaboden verteilen. Würzen mit Salz, Pfeffer und Kräutern nach Belieben.
9. Die Pizza nochmals in den Ofen geben, 10 Minuten backen.

Insalada Caprese

Zutaten:
125 g Mozzarella
4 Tomaten
50 g schwarze Oliven (entsteint)
2 Knoblauchzehen
2 EL Olivenöl
2 EL weißer Balsamico-Essig
Salz, Pfeffer

Zubereitung:
Tomaten waschen und in Scheiben schneiden.
Mozzarella in Scheiben schneiden.
Beide Zutaten auf einem Teller anrichten.
Oliven und Basilikum klein hacken.
Über den Tomaten und dem Mozzarella verteilen.
Für das Dressing Essig mit Olivenöl vermischen.
Knoblauch schälen, pressen und zum Dressing geben.
Salzen und pfeffern.

Vegetarische Gemüsepfanne

Für 4 Personen

Zutaten:
1 Beutel tiefgefrorenes Gemüse (etwa 450 – 500 g)
1 Dose Tomatenstücke (425 ml)
1 Zwiebel
2 Knoblauchzehen
4 mittelgroße Eier
1 EL Öl
1–2 EL Harissapaste
½ TL gemahlener Kreuzkümmel
Salz
Pfeffer
Zucker

Zubereitung:
Die Zwiebel und den Knoblauch schälen und in kleine Stücke schneiden.
Das Öl in einer ofenfesten Pfanne erhitzen. Die Zwiebel und den Knoblauch darin 2-3 Minuten andünsten. Zwischendurch umrühren, damit sie nicht anbrennen. Das tiefgefrorene Gemüse und 2 EL Wasser dazugeben, aufkochen und ca. 2 Minuten köcheln lassen. Die Tomatenstücke, Harissa und Kreuzkümmel hinzufügen und weitere 4–5 Minuten köcheln lassen. Mit Salz, Zucker und Pfeffer abschmecken. Die Eier aufschlagen und vorsichtig in die Pfanne

gleiten lassen. Im vorgeheizten Backofen bei 175 Grad (Umluft: 150 °C) ca. 10 Minuten stocken lassen.

Schmackhaftes Schinken-Omelette

Zutaten:
4 Eier (M)
250 g gekochter Schinken
100 ml Milch
50 ml Creme Fraiche
50 g geriebener Parmesan
Salz, Pfeffer, Paprika

Zubereitung:
Schinken würfeln und in heißem Öl leicht anbraten.
Milch und Creme Fraiche erhitzen.
Parmesan hinzugeben und vollständig schmelzen.
Leicht abkühlen lassen.
Eier, Salz, Pfeffer und Paprika unterrühren.
Über den Schinken geben.
Omelette auf niedriger Flamme ausbacken.

Putenpfanne Mit Nudeln

Zeitaufwand: 15 Minuten

Nährwertangaben pro Portion:
Kcal: 280
Protein: 29g
Fett: 6g
Kohlenhydrate: 28g

Zutaten für 2 Portionen:
200g Putenbrust
80g Nudeln
etwas Olivenöl
Salz, Pfeffer, Curcuma

Zubereitung:
1. Nudeln im Salzwasser bissfest kochen.
2. Putenbrust abwaschen und in kleine Streifen schneiden.
3. Olivenöl in der Pfanne erhitzen und Putenstreifen hinzugeben, anbraten und bei mittlerer Hitze durchgaren.
4. Nudeln abschütten und mit direkt in die Pfanne geben.

5. Mit Salz, Pfeffer und Curcuma würzen.

Bulgur-Feta-Salat „Orient Style"
Zutaten für 4 Portionen
50 g Bulgur
½ Kopf Römersalat
125 g Feta-Käse
1 Pita-Brote
1 ½ Zitronen, ausgepresst
1 ½ EL Olivenöl
½ rote Zwiebel
110 g Kirschtomaten
½ Handvoll Frischer Koriander, kleingehackt
½ Handvoll Frische Petersilie, kleingehackt
60 g Granatapfelkerne
Nährwertangaben pro Portion
Kcal: 235 kcal; Kohlenhydrate: 23,1 g; Fett: 5,8 g; Eiweiß: 9 g
Zubereitung
Salzwasser in einem Topf zum Kochen bringen, den Bulgur hinzufügen und nach Packungsanweisung zubereiten. Das Kochwasser anschließend abgießen und den Bulgur beiseitestellen und abkühlen lassen.
Das Gemüse waschen. Den Römersalat in mundgerechte Stücke zerteilen, den Feta grob zerkrümeln und die Pita-Brote in mundgerechte Stücke reißen. Salat, Käse und Brot in eine Salatschüssel geben und verrühren.
Den abgekühlten Bulgur mit Zitronensaft und Olivenöl würzen und abschmecken. Anschließend zu den anderen Zutaten in die Salatschüssel geben.

Rote Zwiebel schälen und in feine Scheiben schneiden, die Kirschtomaten halbieren. Zwiebel und Tomaten unterrühren.

Den Salat mit frischem Koriander, frischer Petersilie und Granatapfelkernen garnieren und sofort servieren.

Pancakes

Zutaten:
8 Eier
Olivenöl zum
200g Frischkäse

Braten

Zubereitung:
1.
In einer Schüssel Eier und Frischkäse schaumig rühren.
2. Das Öl in einer Pfanne erhitzen, löffelweise den Teig in die Pfanne geben und von beiden Seiten braun anbraten.

Zucchini-Pizza

Portionen: 2 Portionen
Zeitaufwand: 45 Minuten
Nährwertangaben: ca. 340 kcal

Zutaten:
600 g Zucchini
400 g Karotten
100 g Kochschinken
50 g Käse gerieben
1 Dose Tomaten
1/2 Dose Champignons
2 Eier
2 EL Mehl
Knoblauch
Oregano

Zubereitung:
1.   Für den Teig Zucchini und Karotten raspeln und mit Eiern und Mehl vermengen. Alles mit Knoblauch, Salz und Pfeffer abschmecken und auf ein Backblech mit Backpapier ausrollen. Für eine Stunde bei 250°C backen.

2.   In einem Topf die Tomaten mit Oregano, Salz und Pfeffer erhitzen und damit sowie mit den übrigen Zutaten den Teig bedecken. Alles für weitere 15 Minuten in den Ofen geben.

Ananas-Kokos-Milchreis

Zutaten für 4 Personen:
600 ml Reismilch
400 ml Kokosmilch
250 g Milchreis
200 ml Orangensaft
1 Zitrone
½ Ananas
1 Vanilleschote
5 EL Zucker

Zubereitung:
Zitronenschale abreiben und Zitronensaft auspressen. Gemeinsam mit der Kokosmilch und der Reismilch aufkochen.
Milchreis zugeben und für 35 Minuten köcheln lassen.
Zwischenzeitlich die Ananas schälen und in Stücke schneiden und die Vanilleschote auskratzen.
Beide Zutaten in einen Topf geben.
Mit dem Orangensaft, etwas Zitronensaft und 3 EL Zucker verrühren.
Bei schwacher Hitze aufkochen und für fünf Minuten köcheln lassen.
Bei Bedarf mit Speisestärke andicken.
Milchreis nachsüßen und mit dem Ananaskompott servieren.

Zubereitungszeit: 45 Minuten

Chia-Smoothie Mit Obst

Portionen: 6
Nährwerte je Portion:
Kcal: 80, Eiweiß: 2 g, Fett: 2 g, Kohlenhydrate: 16 g
Zutaten
260 ml Wasser
300 ml Wasser
200 g frische Himbeeren
5 große getrocknete Feigen
100 g Ananas
2 Pfirsiche
2 EL Chiasamen
Zubereitung

1. 160 ml Wasser in eine Schüssel gießen, Chiasamen zufügen, über Nacht einweichen.
2. 100 ml Wasser in eine weitere Schüssel gießen, Feigen zufügen, 2 - 3 Stunden einweichen.
3. Himbeeren verlesen, waschen, abtropfen lassen.
4. Ananas schälen, mit dem Strunk stückeln.
5. Pfirsiche waschen, halbieren, entsteinen, in Spalten schneiden.
6. 6 Himbeeren und 6 Pfirsichspalten beiseitelegen.
7. Die restlichen Himbeeren mit den Pfirsichspalten in den Mixer geben.
8. Die Feigen in ein Sieb schütten, abtropfen lassen, Einweichwasser auffangen. Die Stiele von den Feigen

entfernen, die Feigen mit dem Einweichwasser in den Mixer geben.

9. Chiasamen in ein Sieb schütten, Einweichwasser auffangen, beides ebenfalls in den Mixer geben.

10. Die restlichen 300 ml Wasser zugießen.

11. Den Mixer starten, mit der kleinsten Stufe beginnen, dann auf die höchste Stufe schalten und das Ganze pürieren.

Grünkohl Mit Reis

Zutaten:
1 TL Kokosöl
¼ Zwiebeln
3 Karotten
2 Tassen gemischte Pilze
1 Bund Grünkohl
1 EL Zitronensaft
1 EL Soja Soße
1 Tasse Wildreis

Zubereitung:
Pfanne mit etwas Öl vorheizen.
1-2 Tassen Reis vorkochen.
Zwiebeln klein würfeln und 3 Minuten anbraten.
Karotten in Scheiben schneiden und zu den Zwiebeln hinzufügen.
Für weitere 3 Minuten anbraten.
Grünkohl in mundgroße Stücke schneiden.
Pilze hinzufügen und für 2 Minuten braten.
Grünkohl, Zitronensaft und Soja Soße hinzufügen und vermischen.
Braten bis die Zutaten welk werden.
Mit Reis servieren.

Zucchini Frikadellen In Tomatensauce

Für 4 Personen

Zutaten:
500 g Hackfleisch (Rind oder gemischt)
1 mittelgroße Zwiebel
1 Knoblauchzehe
1 kleine Zucchini
2 EL Sojasoße
1 TL Oregano
1 Ei
1 Dose Tomatenstücke
30 ml Milch
1 MSp Butter
1 EL Olivenöl
Salz, Pfeffer
1 TL Oregano
1 TL Paprikapulver
40g Parmesan
1 Handvoll Petersilie

Zubereitung:
Backofen auf ca. 180 °C mit Umluft vorheizen und ein Backblech mit Backpapier bereit stellen.
Hackfleisch in eine große Schüssel geben. Zwiebel und Knoblauch schälen und klein hacken und zum Hackfleisch geben.
Zucchini sehr fein schneiden oder mit einer Küchenreibe zerkleinern und zusammen mit Oregano,

dem Ei, Pfeffer und Sojasoße zum Fleisch geben. Dann alles mit der Hand gut vermengen bis eine gleichmäßige Masse entsteht. Die Masse von jeweils einem Esslöffel zu einer kleinen Kugel formen und auf das Backblech legen. Die kleinen Bällchen für ca. 20 Minuten in den Ofen geben. Währenddessen die Tomatensoße vorbereiten: Die gehackten Tomaten in einem kleinen Topf erhitzen und einen Esslöffel Olivenöl und eine Messerspitze Butter dazu geben. Mit Salz und Pfeffer, Oregano und Paprikapulver würzen. Mit der Milch ablöschen und gleichmäßig in die Soße einrühren. Alles auf niedriger Herdstufe warm halten und nicht mehr aufkochen. Die Bällchen aus dem Ofen nehmen und vorsichtig in die Tomatensoße legen, so dass diese vollständig mit Soße bedeckt sind.
In vier Portionen auf Tellern anrichten und mit frisch gehackter Petersilie und geriebenem Parmesan bestreuen. Die restliche Soße über den Tellern verteilen.

Käse-Schinken-Croissant

Zutaten:
125 g Mozzarella
50 g Butter
1 Ei (L)
5 EL gemahlene Mandeln
3 EL Kokosmehl
1 TL Weinsteinpulver
1 TL Guarkernmehl
100 g Kochschinken

Zubereitung:
Mozzarella würfeln.
Gemeinsam mit dem Ei und der Butter pürieren.
Nach und nach alle Zutaten, außer den Kochschinken, unterheben.
Teig eine Stunde ruhen lassen.
Teig rund acht Millimeter dick ausrollen und in Dreiecke schneiden.
Gleichmäßig mit dem Kochschinken belegen und von der Längsseite her aufrollen.
Im vorgeheizten Backofen bei 175°C für 20 Minuten backen.

Back-Hähnchen

Zeitaufwand: 80 Minuten

Nährwertangaben pro Portion:
Kcal: 250
Protein: 58g
Fett: 2g
Kohlenhydrate: 0g

Zutaten für 2 Portionen:
500g Hähnchenbrustfilet
Gewürzmischung für Geflügel
etwas Salz

Zubereitung:
1. Hähnchenbrust waschen, trocken tupfen, salzen und mit der Gewürzmischung bestreuen.
2. Im vorgeheizten Backofen bei 200 Grad (Umluft) ca. 70 Minuten backen.
3. Mit der Geflügelschere teilen.

Schweinemedaillons Mit Paprika-Beilage

Zutaten für 4 Portionen
400 g Schweinefilets
1 EL Olivenöl
2 rote Paprika, in Streifen geschnitten
1 rote Zwiebel, in feine Scheiben geschnitten
2 Zehen Knoblauch, gepresst
250 ml Hühnerbrühe
2 Zweige Frischer Thymian, kleingehackt
1 EL Rotweinessig
1 TL Paprika, edelsüß
n.B. Frische Petersilie, kleingehackt
Nährwertangaben pro Portion
Kcal: 184 kcal; Kohlenhydrate: 6,9 g; Fett: 6,5 g; Eiweiß: 24 g

✔Zubereitung

Die Schweinefilets von überschüssigem Fett befreien und in zwölf gleich große Medaillons schneiden. Von beiden Seiten mit Salz und schwarzem Pfeffer würzen.

Olivenöl in einer Pfanne erhitzen und die Medaillons von beiden Seiten für jeweils 2-3 Minuten goldbraun braten. Aus der Pfanne nehmen und beiseitestellen.

Anschließend zusätzliches Olivenöl in der Pfanne erhitzen, Paprika, Zwiebel und Knoblauch hinzufügen und für 4-5 Minuten andünsten.

Hühnerbrühe und Thymian hinzufügen, die Hitze reduzieren und das Gemüse zugedeckt für 10-15 Minuten köcheln lassen.

Rotweinessig und Paprikapulver unterrühren. Das Paprika-Gemüse mit Salz und Pfeffer abschmecken.

Die Schweinemedaillons unter das Gemüse rühren, kurz warm werden lassen und auf tiefen Tellern anrichten.

Das Gericht mit frischer Petersilie garnieren und mit braunem Reis oder Bohnenpüree servieren.

Nussmüsli

Zutaten:
400ml Mandelmilch
4EL Kürbiskerne
6EL Chiasamen

1EL
80g Walnüsse

Agavendicksaft

Zubereitung:
1.
Walnüsse und Kürbiskerne fein hacken und mit der Mandelmilch in einer
Schale vermischen.
2. Die Chiasamen hinzugeben und alles 15 Minuten ziehen lassen.
3. Zum Schluss den Agavendicksaft hinzugeben und gut vermischen.

Hähnchenbrust Und Gemüse

Portionen: 2 Portionen
Zeitaufwand: 25 Minuten
Nährwertangaben: ca. 270 kcal pro Portion

Zutaten:
500 g Hähnchenbrustfilets
125 ml Gemüsebrühe
2 Paprika
2 Knoblauchzehen
2 EL Sojasauce
1 Zwiebel
1 Stück Ingwer
1 Bund Lauchzwiebeln
Mineralwasser
Salz und Pfeffer

Zubereitung:

1. Gemüsebrühe mit Sojasauce verrühren, Knoblauch und Ingwer in feine Stücke hacken und dazu geben. Hähnchenbrustfilets in der Mischung marinieren und in einer mit etwas Mineralwasser beschichteten Pfanne kurz anbraten.

2. Gemüse waschen und schneiden und dann zu dem Hähnchen in die Pfanne geben. Alles kurz garen lassen, mit Salz und Pfeffer abschmecken – fertig ist das proteinreiche und fettarme Abendessen!

Kirsch-Smoothie

Portionen: 1
Zutaten:
1 ½ Tassen TK-Kirschen, entsteint
¼ Tasse geschälte, ungesalzene Pistazien
¼ Tasse getrocknete Gojibeeren
1 Tasse Wasser
1 TL Vanilleextrakt
gute 1 ½ Tassen Eiswürfel
Zubereitung:

1. Kirschen, Pistazien, Gojibeeren, Vanilleextrakt und Wasser in den Mixer geben und gut durchmixen, bis eine cremige und geschmeidige Masse entsteht.
2. Die Eiswürfel zufügen und nochmals durchmixen, bis die Masse frostig ist.
3. Wer möchte, darf nachsüßen.

Asiatisches Putenfleisch Honig-Wok

Zutaten:
1 EL Honig
150 g Putenbrustfilet
1 gelbe Paprikaschote
2 Karotten
1 Zwiebel
150 g Ananasfruchtfleisch
1 EL Öl
Salz und Pfeffer
150 ml Orangensaft
1 EL Essig

Zubereitung:
Putenfleisch abspülen und in große Würfel schneiden.
Paprika und Möhren in Streifen schneiden.
Zwiebel in kleine Scheiben schneiden.
Wok mit etwas Öl erhitzen und Putenfleisch rundherum anbraten.
Zwiebel, Möhren und Paprika in den Wok geben und unter Rühren 3-4 Minuten anbraten.
Orangensaft und Honig dazugeben und 10 Minuten kochen lassen.
Salz und Pfeffer zum Abschmecken.

Rohkostsalat Mit Rucola Und Möhren

Für 2 Personen

Zutaten:
300 g Karotten
3/4 Bund Rucola
4 getrocknete Tomaten in Öl
3-4 EL Zitronensaft
1 EL Olivenöl
Pfeffer und Salz
2 EL Pinienkerne

Zubereitung:
Die Möhren schälen und in feine Stifte schneiden. Die getrockneten Tomaten abtropfen lassen und in dünne Streifen schneiden, zu den Möhren geben.
Den Rucola waschen und trocken schütteln. In dünne Streifen schneiden und unter die Möhren-Tomaten-Mischung heben.
Für die Vinaigrette das Olivenöl mit dem Zitronensaft mischen und mit Pfeffer und Salz abschmecken, über den Salat geben und gut vermischen.
Die Pinienkerne kurz in einer Pfanne ohne Öl rösten bis sie goldbraun sind und zu duften beginnen.
Die abgekühlten Pinienkerne über den Salat streuen.
Fertig!

Schokoladen-Brötchen

Zutaten:
250 g Magerquark
8 EL Haferkleie
4 EL Kokosmehl
2 Eier (L)
2 EL Kokosöl
½ TL Guarkernmehl
1 EL Stevia
6 EL Xylit-Schokodrops

Zubereitung:
Alle Zutaten miteinander verrühren, bis ein leicht klebriger Teig entsteht.
Zehn Minuten ziehen lassen.
Sechs kleine Brötchen formen.
Im vorgeheizten Ofen bei 175°C für 30 backen.

Lachsschinkenschnitte

Zeitaufwand: 5 Minuten

Nährwertangaben pro Portion:
Kcal: 260
Protein: 24g
Fett: 9g
Kohlenhydrate: 20g

Zutaten für 2 Portionen:
200g Lachsschinken
4 Scheiben Roggen-Vollkornbrot (ca. 100g)
10g Butter
1 Tomate
etwas Basilikum und Pfeffer

Zubereitung:
1. Lachsschinken auf ein mit Butter bestrichenes Vollkornbrot legen.
2. Tomate in Scheiben schneiden, darüber legen und mit Basilikum und Pfeffer würzen.

3. Die 2. Scheibe Brot als Deckel nehmen.

Frühjahrssalat Mit Rind

Zeitaufwand: 30 Minuten
Nährwertangaben pro Portion:
Kcal: 285
Protein: 19g
Fett: 19g
Kohlenhydrate: 9g

Zutaten für 1 Portion:
50g gemischter Salat, gewaschen und geschnitten
1 Karotte
5 Cherrytomaten
90g Rinderfilet
3 Radieschen
3 Esslöffel Sonnenblumenöl
Thymian, Rosmarin, Salz, Pfeffer

Zubereitung:
1. Karotte und Radieschen putzen und in dünne Streifen schneiden, Tomaten waschen und vierteln.
2. Rinderfilet, Rosmarin, Thymian waschen und trocknen und mit dem Öl in der Pfanne erhitzen, das Fleisch von beiden Seiten braten.

3. Steak in Scheiben schneiden und mit den restlichen Zutaten zu einem Salat zusammen mixen. Mit Salz und Pfeffer würzen.

Saftige Lamm-Köfte Auf Kohlsalat

Zutaten für 4 Portionen
800 g Lammhackfleisch
1 rote Zwiebel, fein gewürfelt
2 TL Kreuzkümmel
2 TL Schwarzer Pfeffer
1 Zitrone, ausgepresst
1 Bund frische Minze, kleingehackt
1 Bund frische Petersilie, kleingehackt
200 ml Naturjoghurt, light
200 g Rosenkohl
400 g Grünkohl
Etwas Sonnenblumenöl
4 Fladenbrote (optional)
Nährwertangaben pro Portion
Kcal: 272 kcal; Kohlenhydrate: 8,7 g; Fett: 15,6 g; Eiweiß: 23,8 g
⚐Zubereitung
Lammhackfleisch, Zwiebel, die Hälfte des Kümmels, Pfeffer, die Hälfte des Zitronensafts, Minze und Petersilie in einer großen Rührschüssel zu einer glatten Masse verarbeiten. Für circa 55-60 Minuten kalt stellen und ruhen lassen.
Aus der Lammhack-Masse 12-24 kleine Köfte formen.
Naturjoghurt mit dem Rest des Kümmels und des Zitronensafts in einer kleinen Schüssel verrühren.

Salzwasser in einem Topf zum Kochen bringen und den Rosenkohl für 5-6 Minuten blanchieren. Nach der Hälfte der Kochzeit den Grünkohl hinzufügen. Das Kochwasser abgießen und das Gemüse beiseitestellen.
Sonnenblumenöl in einer Pfanne erhitzen und die Köfte von allen Seiten für 2-3 Minuten goldbraun braten.
Die Köfte mit Rosen- und Grünkohl anrichten und mit dem würzigen Joghurt und frischem Fladenbrot servieren.

Spargelsalat

Zutaten:
4TL Balsamicoessig
1 Zwiebel
1TL Senf
100g getrocknete Tomaten
1TL Agavendicksaft
200g grüner Spargel
3EL Olivenöl
Salz und Pfeffer

Zubereitung:
1. Die Zwiebel schälen und in kleine Stücke schneiden.
2. Für das Dressing: Olivenöl, Balsamicoessig, Senf, Agavendicksaft, Salz und
Pfeffer gut verrühren und die getrockneten Tomaten abschütten und trocknen lassen.
3. Grünen Spargel waschen, die Enden abschneiden, kochen und in kleine
Stücke schneiden.
4. Alle Zutaten in eine Salatschüssel geben, gut durchmischen und den Salat servieren.

Fischfilet Auf Blattspinat

Portionen: 1 Portion
Zeitaufwand: 20 Minuten
Nährwertangaben: ca. 200 kcal

Zutaten:
150 g Lachsfilet
170 g Blattspinat
1/2 TL Gemüsebrühe
1/2 TL Olivenöl
Wasser
Salz und Pfeffer

Zubereitung:
1. Wasser mit Gemüsebrühe aufkochen und Blattspinat hinzugeben (Blattspinat ggf. vorher auftauen oder Stiele entfernen). Spinat etwa 10 Minuten köcheln lassen. In einer Pfanne den Lachs mit etwas Öl anbraten und würzen. Servieren und fertig ist das Omega 3 reiche Abendmahl!

2. Kleiner Tipp: Nach dem Braten kann der Fisch noch einmal für 5 Minuten mitsamt verschiedenen Kräutern in Alufolie gewickelt werden, um diese durchziehen zu lassen!

Ananas-Smoothie

Portionen: 1
Zutaten:
½ l Wasser
250 g Ananas
1 Paket Mixsalat (ca. 150 g)
1 Mango
Zubereitung:

1. Mango halbieren, entsteinen, das Fruchtfleisch stückeln.
2. Ananas halbieren, Fruchtfleisch auslösen, in Stücke schneiden.
3. Mixsalat gut waschen, abtropfen lassen.
4. Alle Zutaten mit dem Wasser in den Mixer geben und gut durchmixen, bis die Masse geschmeidig ist.
5. Heidelbeere-Creme
6.

Zutaten:
400 g Naturjoghurt
125 g Heidelbeeren
1 Vanilleschote
1 Ei (M)
1 TL Stevia

Zubereitung:
Heidelbeeren waschen.
Vanillemark auskratzen.

Beides gemeinsam mit dem Stevia und Naturjoghurt pürieren.
Ei trennen und Eiweiß aufschlagen.
Unter Heidelbeerjoghurt heben.

Quinoa Suppe

Zutaten:
100 Gramm Hühnchenbrust
½ Tasse Quinoa
1 Zwiebel
2 Knoblauchzehe
5 Tassen Wasser
1 Tasse Tomaten aus der Dose
1 Lorbeerblatt
1 TL getrockneter Thymian
½ TL getrocknetes Basilikum
Salz und Pfeffer

Zubereitung:
Hühnchen vorkochen und würfeln.
Zwiebeln hacken.
Hühnchenbrust und Zwiebeln bei mittlerer Hitze ich einem tiefen Topf kochen.
Fett abschöpfen.
Knoblauchzehen hinzufügen und für weitere paar Minuten kochen.
Quinoa abspülen.
Tomaten würfeln.
Quinoa, Tomaten, Gewürze und Wasser in den Topf dazugeben und zum Kochen bringen.
Topf abdecken und für 20-25 Minuten garen lassen.
Salz und Pfeffer zum Abschmecken.

Gemüselachs

Zeitaufwand: 15-20 Minuten

Nährwertangaben pro Portion:
Kcal: 270
Protein: 36g
Fett: 2g
Kohlenhydrate: 25g

Zutaten für 2 Portionen:
300g Seelachs (Filet)
2 Karotten
1 Lauchstange
100g Reis
50ml Gemüsebrühe
1 kleines Stück Ingwer
3 Spritzer Zitronensaft
1 Teelöffel Sonnenblumenöl
Thymian, Salz, Pfeffer

Zubereitung:
1. Reis wie angegeben kochen. Seelachs waschen, trocken tupfen, mit Zitronensaft, Salz und Pfeffer würzen.
2. Ingwer, Karotten und Lauch klein schneiden und im Öl dünsten.

3. Brühe hinzugeben und mit Gewürzen abschmecken. Seelachs hinzugeben und alles 10-12 Minuten dämpfen.

Linsenauflauf Mit Frischem Gartengemüse

Zutaten für 4 Portionen
100 g rote Linsen
450 g Kartoffeln, geschält und geviertelt
1 EL Rapsöl
1-2 Zwiebeln, fein gewürfelt
2 Karotten, in feine Scheiben geschnitten
2 Pastinaken, gewürfelt
2 Stangen Sellerie, in feine Scheiben geschnitten
2 Zehen Knoblauch, kleingehackt
1 l Gemüsebrühe
2 EL Tomatenmark
4 EL Milch, fettreduziert
2 EL Olivenöl
3 EL frische Petersilie, kleingehackt
Nährwertangaben pro Portion
Kcal: 246 kcal; Kohlenhydrate: 27,3 g; Fett: 8 g; Eiweiß: 11 g
⚑ Zubereitung
Den Backofen auf 200° C vorheizen.
Rote Linsen in eine hohe Pfanne geben und mit Salzwasser auffüllen. Das Wasser aufkochen lassen und die Linsen zugedeckt für circa 15-20 Minuten köcheln lassen.

Salzwasser in einem separaten Topf aufkochen lassen und die Kartoffeln für 15-20 Minuten gar kochen.

Rapsöl in einer Pfanne erhitzen und die Zwiebeln in 4-5 Minuten glasig dünsten. Karotten, Pastinaken, Sellerie und Knoblauch hinzufügen und für weitere 5 Minuten mitdünsten.

Tomatenmark unter das Gemüse rühren, die Gemüsebrühe unter ständigem Rühren in die Pfanne gießen und das Gartengemüse für 20 Minuten köcheln lassen.

Das Kochwasser der Kartoffeln abgießen und die Kartoffeln vorsichtig unter das restliche Gemüse rühren.

Milch und Olivenöl unterrühren.

Das Kochwasser der Linsen abgießen, die Linsen unter die restlichen Zutaten mengen und die Mischung gleichmäßig in einer Auflaufform verteilen.

Den Linsenauflauf für 20 Minuten backen, mit frischer Petersilie garnieren und heiß servieren.

Maissuppe

Zutaten:
1 Dose Mais
250ml Gemüsebrühe
1 Zwiebel
50ml Kokosmilch
2 Knoblauchzehen
2TL Zitronensaft
3EL Olivenöl
Salz und Pfeffer

Zubereitung:
1. Den Mais aus der Dose nehmen und die Flüssigkeit abschütten. Anschließend Zwiebeln und Knoblauch schälen und in kleine Stücke schneiden.
2. , Zwiebeln und Knoblauch in eine Pfanne geben, mit etwas Olivenöl
andünsten und mit Salz und Pfeffer würzen.
3. Die Gemüsebrühe hinzugeben, etwa 10 Minuten köcheln lassen und
dann Kokosmilch und Zitronensaft hinzugeben und weitere 5 Minuten köcheln

lassen.

Kohlsuppe

Portionen: 2 Portionen
Zeitaufwand: 20 Minuten
Nährwertangaben: ca. 200 kcal

Zutaten:
6 Frühlingszwiebeln
2 Paprikaschoten grün
2 Tüten Rinderbrühe
1 Weißkohl
1 Dose Tomaten
1 Bund Sellerie
1 Bund Petersilie
Currypulver, Chilipulver
Salz und Pfeffer

Zubereitung:
1. Gemüse in kleine Stücke schneiden und in etwas Wasser für 10 Minuten kochen lassen. Rinderbrühe dazugeben, den Topf mit Wasser auffüllen und alles garen lassen.

2. Abschließend mit Currypulver, Chilipulver, Salz und Pfeffer abschmecken.

Insalada Caprese

Zutaten:
125 g Mozzarella
4 Tomaten
50 g schwarze Oliven (entsteint)
2 Knoblauchzehen
2 EL Olivenöl
2 EL weißer Balsamico-Essig
Salz, Pfeffer

Zubereitung:
Tomaten waschen und in Scheiben schneiden.
Mozzarella in Scheiben schneiden.
Beide Zutaten auf einem Teller anrichten.
Oliven und Basilikum klein hacken.
Über den Tomaten und dem Mozzarella verteilen.
Für das Dressing Essig mit Olivenöl vermischen.
Knoblauch schälen, pressen und zum Dressing geben.
Salzen und pfeffern.

Kefir Curry

Zeitaufwand: 20 Minuten

Nährwertangaben pro Portion:
Kcal: 165
Protein: 6g
Fett: 11g
Kohlenhydrate: 10g

Zutaten für 2 Portionen:
250g Kefir
1 Kopf Blumenkohl
1 Teelöffel Olivenöl
Salz, Pfeffer, Currypulver

Zubereitung:
1. Blumenkohl waschen und nur die Röschen abtrennen. Diese in Salzwasser 5 Minuten dünsten und abtropfen lassen.
2. Kefir, Salz, Pfeffer und Curry miteinander gut verrühren (Dip für die Blumenkohlbratlinge).
3. Blumenkohl in Scheiben schneiden und in einer Pfanne im Olivenöl braten. Nach Geschmack würzen.

Gefüllte Tomaten Mit Butternusskürbis-Risotto

Zutaten für 4 Portionen
8 Tomaten
1 Zwiebel, fein gewürfelt
Etwas Olivenöl
250 g Butternusskürbis, geschält und gewürfelt
200 g Risotto-Reis
800 ml Gemüsebrühe
Einige Blätter Salbei
2 EL Parmesan, gerieben
Nährwertangaben pro Portion
Kcal: 241 kcal; Kohlenhydrate: 45,6 g; Fett: 3,7 g; Eiweiß: 4,9 g
⚔ Zubereitung
Olivenöl in einer kleinen Pfanne erhitzen und die Zwiebel für 2-3 Minuten goldbraun braten.
Butternusskürbis und Risotto-Reis hinzufügen und gut verrühren. Das Risotto mit der Gemüsebrühe aufgießen und aufkochen lassen.
Die Hitze reduzieren und das Risotto für 20-25 Minuten köcheln lassen, bis die Flüssigkeit fast vollständig vom Reis absorbiert ist.
Salbei unterrühren und das Risotto mit Salz und Pfeffer abschmecken.
Die Tomaten aushöhlen und mit dem Kürbis-Risotto füllen. Mit Parmesan bestreuen.
Die gefüllten Tomaten auf einem mit Backpapier ausgelegten Backblech platzieren und für 5-8 Minuten goldbraun backen. Sofort servieren.

Gemüsebrühe

Zutaten:
4 Karotten
2l Wasser
2 Sellerieknollen
2 Knoblauchzehen
2 Lauchstangen
Frische Kräuter
3 Pastinaken
Salz und Pfeffer

Zubereitung:
1.
Gemüse in Stücke schneiden und zusammen mit dem Wasser in einen Topf
geben und einkochen lassen.
2. Die Brühe durch einen Sieb abgießen, mit Kräutern, Salz und Pfeffer
abschmecken und servieren.

Deftige Parmesan-Suppe

Zutaten:
4 Broccoli-Rosen
2 Kartoffeln
2 Karotten
1/2 Zwiebel
1/4 Sellerie
1/4 Lauch
1l Gemüsebrühe
1 TL Petersilie
etwas Olivenöl
Parmesan nach Belieben

Zubereitung:
1. Gemüse waschen, in sehr kleine Würfel schneiden und in etwas Olivenöl anbraten. Danach die Gemüsebrühe dazu gießen und das Gemüse weich kochen lassen.

2. Abschließend alles mit dem Mixer pürieren, in einen Suppenteller füllen und nach Belieben Parmesan dazugeben.

Kokos –Blumenkohl

Zutaten:
5 EL Kokosöl
1 Zwiebel, gehackt
2 große Karotten
3 grüne Zwiebeln
½ großer Blumenkohlkopf
½ Tasse Bohnen
½ Tasse Wasser
3 Eier, leicht verquirlt

Zubereitung:
Pfanne mit 2 EL Kokosöl vorheizen.
Blumenkohl in kleine Stücke würfeln.
Zwiebel hacken und für 3 Minuten anbraten.
Karotten würfeln und hinzufügen für weitere 3 Minuten braten.
Grüne Zwiebeln schneiden und dazugeben.
Blumenkohl hinzufügen.
1 EL Kokosöl dazu gießen.
Regelmäßig rühren.
½ Tasse Wasser aufgießen, mit Deckel schließen.
5 Minuten dünsten lassen.
Deckel entfernen und umrühren.
Bohnen hinzufügen.
Eier separat leicht vermischen.
Blumenkohl gleichmäßig auf der Pfanne verteilen.
Eier vorsichtig darüber gießen.
Für 20-30 Minuten setzen lassen, danach umdrehen

sodass Eier aufkochen.

Linsengemüse

Zeitaufwand: 25 Minuten

Nährwertangaben pro Portion:
Kcal: 210
Protein: 13g
Fett: 4g
Kohlenhydrate: 30g

Zutaten für 2 Portionen:
100g Linsen
1 Zucchini
1 Zwiebel
1 Esslöffel Sherry
2 Esslöffel Balsamico-Essig
50g getrocknete Tomaten

Zubereitung:
1. Linsen einweichen und abtropfen. Tomaten, Zwiebel und Zucchini würfeln und mit den Linsen in eine Schüssel geben.
2. Sherry und Balsamico-Essig in die Schüssel geben und alles gut vermischen.

Curry-Blumenkohl-Creme

Zutaten:
½ Kopf Blumenkohl
150ml ungesüßte
40g Rosmarin

Mandelmilch
1 Knoblauchzehe
1EL Currypulver
½TL Meersalz
1TL Sojasauce

Zubereitung:
1. Den Blumenkohl mit ausreichend Wasser in eine Pfanne geben, mit einem Deckel abdecken und 10 Minuten kochen lassen.
2. Mandelmilch, Currypulver, Knoblauchzehe, Sojasauce und Salz mit dem fertigen Blumenkohl in einen Mixer geben und pürieren bis eine glatte Masse entstanden ist.

Low-Carb Brot

Portionen: 1 Portion
Zeitaufwand: 20 Minuten
Nährwertangaben: ca. 250 kcal / 100 g

Zutaten:
200 g Quark Magerstufe
120 g Mehl
4 Eier
1 EL Natron
1 TL Salz
Sonnenblumenkerne

Zubereitung:
1. Alle Zutaten miteinander vermengen, die Sonnenblumenkerne zum Schluss unterheben. Masse in eine Backform füllen und für 5 Minuten bei rund 800 Watt in eine Mikrowelle geben.

Asiatisches Putenfleisch Honig-Wok

Zutaten:
1 EL Honig
150 g Putenbrustfilet
1 gelbe Paprikaschote
2 Karotten
1 Zwiebel
150 g Ananasfruchtfleisch
1 EL Öl
Salz und Pfeffer
150 ml Orangensaft
1 EL Essig

Zubereitung:
Putenfleisch abspülen und in große Würfel schneiden.
Paprika und Möhren in Streifen schneiden.
Zwiebel in kleine Scheiben schneiden.
Wok mit etwas Öl erhitzen und Putenfleisch rundherum anbraten.
Zwiebel, Möhren und Paprika in den Wok geben und unter Rühren 3-4 Minuten anbraten.
Orangensaft und Honig dazugeben und 10 Minuten kochen lassen.
Salz und Pfeffer zum Abschmecken.

Geflügelrouladen

Zeitaufwand: 30 Minuten

Nährwertangaben pro Portion:
Kcal: 540
Protein: 31g
Fett: 28g
Kohlenhydrate: 31g

Zutaten für 2 Portionen:
350g Hähnchenschnitzel
30g Schinkenspeck
1 Zwiebel
2 Gewürzgurken
2 Esslöffel Butterschmalz
2 Esslöffel Senf, scharf oder mittelscharf je nach Geschmack
3 Esslöffel Sahne 20%
150ml Weißwein
Salz, Pfeffer

Zubereitung:
1. Zwiebel schälen, waschen und in Ringe drücken. Schnitzel klopfen, mit Pfeffer und Salz würzen, mit Senf bestreichen. Gewürzgurken abtropfen und in Scheibchen schneiden.
2. Gurkenscheiben, Speck und Zwiebelringe auf die Schnitzel platzieren und einrollen und mit einer Rouladennadel oder Zahnstocher fixieren.

3. Rouladen im Butterschmalz rundum braten. Weißwein zugießen und 20 Minuten garen. Sahne hinzugeben und umrühren.

Maisgemüse

Portionen: 4 Portionen
Zeitaufwand: 15 Minuten
Nährwertangaben: ca. 120 kcal pro Portion

Zutaten:
150 g Paprika
2 Dosen Mais
2 EL Sahne
1 Zwiebel
1 EL Margarine
1 TL Gemüsebrühe
Cayennepfeffer
Knoblauchpulver
Wasser
Salz

Zubereitung:
1. Margarine in einem Topf erhitzen, die Zwiebel und die Paprika schneiden und alles im Topf kurz andünsten. Die Flüssigkeit aus den Mais-Dosen abgießen und den Mais mit in die Pfanne geben.

2. Mit Gemüsebrühe nach ca. 5 Minuten Dünsten aufgießen, Sahne dazu geben und mit Gewürzen abschmecken.

Heidelbeere-Creme

Zutaten:
400 g Naturjoghurt
125 g Heidelbeeren
1 Vanilleschote
1 Ei (M)
1 TL Stevia

Zubereitung:
Heidelbeeren waschen.
Vanillemark auskratzen.
Beides gemeinsam mit dem Stevia und Naturjoghurt pürieren.
Ei trennen und Eiweiß aufschlagen.
Unter Heidelbeerjoghurt heben.

Blumenkohl-Huhn

Zeitaufwand: 55 Minuten

Nährwertangaben pro Portion:
Kcal: 405
Protein: 41g
Fett: 9g
Kohlenhydrate: 39g

Zutaten für 2 Portionen:
2 Hähnchenbrustfilets
250g Blumenkohl
250g Süßkartoffeln
1 Zwiebel
1 Esslöffel Sonnenblumenöl
2 Esslöffel Wasser
Basilikum, Knoblauch, Salz, Pfeffer, Kurkuma

Zubereitung:
1. Süßkartoffeln schälen und würfeln. Blumenkohl waschen, in kleine Röschen schneiden. Hähnchen waschen, trocken tupfen und jedes Filet in 3 bis 4 Stücke schneiden. Zwiebel schälen und klein hacken.
2. Alles in eine Schüssel geben, Gewürze, Wasser und Sonnenblumenöl hinzufügen und vermischen.
3. Nun alles auf einem Backblech im vorgeheizten Backofen bei 200 Grad (Ober-/Unterhitze) 30 Minuten garen.

Reis-Zucchini-Puffer

Zutaten:
100g Langkornreis
2 Eier
1 Zucchini
1EL Vollkornmehl
40g Mozzarella
Salz und Pfeffer
½ Bund Petersilie
2EL Balsamico
3EL frische Minze
Öl zum Braten
200g Tomaten

Zubereitung:
1. Den Reis nach Packungsanleitung gar kochen.
2. Die Zucchini waschen und klein raspeln, den Käse raspeln und Kräuter klein hacken.
Die Tomaten waschen und würfeln.
3.
In einer Schüssel Zucchini, Käse, Eier, Kräuter und Mehl gut vermischen, den
Reis hinzugeben und mit Salz und Pfeffer würzen.
4.
Öl in einer Pfanne erhitzen und esslöffelweise die Masse in die Pfanne geben
und von beiden Seiten braun anbraten.
5. Die Tomaten in einer Schüssel mit Salz, Pfeffer und Balsami

co mischen und zusammen mit den Puffern servieren.

Pichelsteiner Eintopf

Portionen: 4 Portionen
Zeitaufwand: 20 Minuten + Kochzeit
Nährwertangaben: ca. 400 kcal pro Portion

Zutaten:
500 g Hackfleisch gemischt
500 g Kartoffeln
500 ml Gemüsebrühe
2 EL Olivenöl
2 Zwiebeln
1 Bund Suppengrün
1/2 Weißkohl
1/2 Wirsing
Paprikapulver edelsüß
Petersilie gehackt
Salz und Pfeffer

Zubereitung:
1. Zwiebel schälen, in Scheiben schneiden und mit Hackfleisch 10 Minuten lang dünsten. Paprika, Kümmel, Salz und Pfeffer hinzufügen und übrige Kräuter klein hacken. Kartoffeln kochen, schälen und ebenfalls in Scheiben schneiden. Die Kartoffeln nun abwechselnd mit dem übrigen geschnittenen Gemüse abwechselnd in Lagen mit in die Pfanne legen und zwischen den Lagen die Kräuter verteilen.

2. Heiße Brühe dazu gießen und alles für 60 Minuten bei geringer Temperatur köcheln lassen. Fertig!

Eiweißbrot

Zutaten für ein Eiweißbrot mit etwa 12 Scheiben:
100 Gramm Mandelmehl | 80 Gramm Leinsamen, geschrotet | 5 EL Haferkleie | 5 EL Flohsamenschalen | 1 Packung Backpulver | 300 Gramm Quark mit 10 % Fett | 6 Eiweiß | 1/2 EL Steinsalz
Zubereitung:
Alle Zutaten gut miteinander verrühren und in eine eckige Kastenform füllen. Diese am besten mit Backpapier auslegen. Die Form sollte die Maße 20 cm x 10 cm haben. In der Form bei Zimmertemperatur für mindestens 40 Minuten quellen lassen. In einen auf 180 °Celsius aufgeheizten Backofen schieben und das Brot auf mittlerer Schiene bei Ober,- und Unterhitze für etwa 50 Minuten backen.
Eine Scheibe Eiweißbrot hat etwa 100 Kalorien. Sie können das Eiweißbrot für etwa eine Woche im Kühlschrank lagern oder auch in Scheiben geschnitten einfrieren und vor Gebrauch kurz im Toaster aufbacken.

Salat To Go Im Glas

ca. 125 Kalorien
Zubereitungszeit: ca. 7 Minuten

Zutaten:

½ Salatgurke
8 Cocktailtomaten
1 Esslöffel gehackte Zwiebeln
2 Esslöffel Mais (aus der Dose)
2 Esslöffel Kidneybohnen (aus der Dose)
1 Prise Salz
Etwas Pfeffer
2 Esslöffel Essig
Etwas Senf (nach Belieben)
2 Esslöffel Sojajoghurt

Zubereitung:

1. Die Gurke in Würfel schneiden.
2. Die Tomaten vierteln.
3. Salz und Pfeffer, Essig, Senf und Joghurt in ein Glas geben und verrühren.
4. Nun zuerst Bohnen und Mais, dann die Zwiebeln und dann alle übrigen Zutaten darauf schichten und verschließen.
5. Vor dem Servieren schütteln und 5 Minuten marinieren lassen.

Tipp: Als Salat „To Go" ist dieser Schichtsalat perfekt zum Vorbereiten und Mitnehmen ins Büro. Der Salat hält sich gut gekühlt und nicht geschüttelt ca. 24 Stunden.

Überbackene Tomaten-Käse-Kalbsschnitzel

590 kcal | 54g Eiweiß | 35g Fett

Zubereitungszeit: 35 Minuten

Portionen: 2

Zutaten:

- 380 g Kalbsschnitzel (2 á 180 g)
- 250 g Tomaten
- 250 g grob geriebener Gouda
- 2 EL Olivenöl
- 1 Prise Paprikapulver, Muskat, Meersalz und Pfeffer

Zubereitung:

1. Wir nehmen den Fleischhammer und klopfen die Schnitzel ganz behutsam platt. Jetzt geben wir Salz, Pfeffer, Paprikapulver und Muskatnuss auf einen Teller und vermengen alles gut bevor wir die Kalbsschnitzel in der Gewürzmischung wenden.

2. Nun waschen wir die Tomaten und schneiden diese in gleichmäßige Scheiben. Das Olivenöl geben wir in die Pfanne und erhitzen diese. Die beiden Kalbsschnitzel kurz von beiden Seiten für etwa zwei Minuten braten. Nebenbei den Backofen auf Grillfunktion stellen und schon einmal auf 200 Grad vorheizen.

3. Die Kalbsschnitzel mit den Tomaten belegen und den Käse drüber streuen. Jetzt die Pfanne mit den Kalbsschnitzeln in den Backofen stellen. Fertig sind unsere überbackenen Kalbsschnitzel, wenn der Käse knusprig goldgelb glänzt.

Traumhafter Schoko-Kokos Shake

kcal: 461 / Kohlenhydrate: 22g / Eiweiß: 12 g / Fett: 34 g

Zutaten:
- 200 ml Milch (Vollfett)
- 100 ml (Kokosmilch)
- 300 ml Mineralwasser
- Etwas Zimt
- 20 g Kakaopulver
- 1 Reihe Zartbitterschokolade (hoher Kakaoanteil)

Zubereitung:

Die Schokolade in einzelne Späne hobeln.

Anschließend sämtliche Zutaten in einem Standmixer zusammenmixen. Das

Ganze so lange mixen, bis alle Zutaten gut vermischt sind. Jetzt den cremigen

Shake nur in ein Glas geben.

Gurken- Tomatensalat Mit Mais

Nährwerte pro Portion

63 kcal - 1 g Eiweiß - 3 g Fett - 7 g Kohlenhydrate
Zutaten für 5 Portionen

Gemüse
50 g Mais/Zuckermais
50 g Zwiebeln, geschält
250 g Gurke, frisch
250 g Tomaten (frisch)

Dressing
15 ml Rapsöl
40 ml Essig
5 g Honig
5 g Senf (mittelscharf)
Jodiertes Salz
Pfeffer

Zubereitung

1. Für den Gurken-Tomaten-Salat mit Mais den Mais auftauen lassen und kurz in Salzwasser garen. Abkühlen lassen. Gurke, Tomaten und Zwiebeln in Würfel schneiden.

2. Machen Sie ein Dressing aus Essig, Öl, Honig, Senf, Salz und Pfeffer. Mischen Sie die Gurken, Tomaten und Mais mit dem Dressing.

Quinoa-Tomatensalat

317 kcal

50 g Quinoa
200 g Zucchini
100 g Kirschtomaten
1 Frühlingszwiebel
2 EL gezupftes Basilikum
30 g Blattsalat
1 EL Olivenöl
Saft einer halben Zitrone
Salz, Pfeffer

Quinoa nach Packungsvorschrift kochen, abtropfen und abkühlen lassen. Die Zucchini in feine Scheiben schneiden. Die Kirschtomaten waschen und halbieren. Die Frühlingszwiebel fein schneiden. Mit dem Rest der Zutaten vermengen und mit Olivenöl und Zitronensaft anmachen. Mit Salz und Pfeffer würzen.

Spinat Sensation

Zutaten

40 Gramm Spinat
40 Gramm Brokkoli Röschen
90 Gramm Brombeeren
90 Gramm Himbeeren
200 ml Mandelmilch (ungesüßt)
22 Gramm Soja-Protein
7 Gramm Leinsamen
Proteine 26g, Fett 7g, Kohlenhydrate 12g, Ballaststoffe 15g, 256 Kcal

Zubereitung

Geben Sie die Nüsse, Samen oder Kerne in den großen Behälter. Schrauben Sie die NutriBullet Extraktor-Klingen an der Oberseite des Behälters an. Drehen Sie den Behältern nun um, verbinden Sie ihn mit der NutriBullet Power Base Basiseinheit und starten Sie den Extraktionsvorgang durch eine Drehung. Extrahieren Sie für 30 Sekunden. Geben Sie den Rest der festen Zutaten in den Behälter und drücken alles unter der MAX Linie zusammen. Füllen Sie dann den Behälter mit der jeweiligen Flüssigkeit auf. Schrauben Sie die NutriBullet™ Extraktor-Klingen an der Oberseite des Behälters an. Drehen Sie den Behältern nun um, verbinden Sie ihn mit der NutriBullet Power Base Basiseinheit und starten Sie den Extraktionsvorgang durch eine Drehung erneut. Extrahieren Sie all das Gute aus den Zutaten bis alles gleichmäßig flüssig ist (rund 20 Sekunden).

Deftige Fleischpfanne

Zeitaufwand: 45 Minuten

Nährwertangaben pro Portion:
Kcal: 585
Protein: 25g
Fett: 53g
Kohlenhydrate: 2g

Zutaten für 2 Portionen:
200g Hackfleisch, halb und halb
40g Speck
40g Frischkäse
10ml Sahne
Salz, Pfeffer, Chiliflocken

Zubereitung:
1. Speck kleinschneiden und mit Hackfleisch anbraten.
2. Sahne und Frischkäse einrühren und dann in eine Auflaufform geben, mit Chiliflocken, Salz und Pfeffer würzen und für 30 Minuten bei 180 Grad (Umluft) in den Backofen stellen.

Gefüllte Paprika

Zutaten:
2 Paprika
100g rote Linsen
1EL Olivenöl
50ml Gemüsebrühe
1 Zwiebel
Salz und Pfeffer
1cm Ingwer

Zubereitung:
1. Die Linsen nach Packungsanleitung weich kochen.
2. Ingwer und Zwiebel schälen, klein hacken, die Deckel der Paprika abschneiden und von den Kernen befreien.
3. Eine große Pfanne erhitzen, die Paprika kurz anbraten, die Zwiebeln hinzugeben und ebenfalls anbraten.
4. Dann die Gemüsebrühe hinzugeben, alles 15 Minuten kochen lassen und mit Salz und Pfeffer würzen.
5. Den Backofen auf 200° vorheizen, die Linsen in die Paprika füllen und das Ganze für 15 Minuten in den Backofen geben.

Fruchtsorbet

Portionen: 4 Portionen
Zeitaufwand: 5 Minuten
Nährwertangaben: ca. 180 kcal

Zutaten:
250 g Quark Magerstufe
250 g Obst TK-Mix
Zitronensaft
Xucker

Zubereitung:
1.   Alle Zutaten außer Xucker in einen Mixer geben und gut durchmischen. Eis ggf. mit Xucker etwas süßen. Statt Quark kann auch die gleiche Menge Naturjoghurt verwendet werden.

Maiswaffeln Mit Artischocken

ca. 150 Kalorien
Zubereitungszeit: ca. 6 Minuten

Zutaten:

2 Maiswaffeln
220 g Artischockenböden (aus der Dose)
8 Cocktailtomaten
1 Esslöffel Mandelblättchen
1 Prise Salz
Etwas Pfeffer
Einige Blättchen Basilikum (nach Belieben)

Zubereitung:

1. Die Tomaten und die Artischockenböden fein würfeln und mischen.
2. Die Hälfte dieser Mischung pürieren.
3. Salzen und pfeffern und mit dem nicht pürierten Tomaten-Artischocken-Mix sowie den Mandelblättchen mischen.
4. Die Mischung auf die Maiswaffeln streichen, nach Belieben mit Basilikum garnieren.

Zucchini Möhren Nudeln À La Carbonara

kcal: 392 / Kohlenhydrate: 13 g / Eiweiß: 28 g / Fett: 24 g

Zutaten:
- 1 Zucchini
- 1 Ei
- 20 g Speck-Würfel
- 1 Möhre
- 20 ml Sahne
- 1 Schalotte
- 1 Knoblauchzehe
- 1 EL Butter
- Salz und Pfeffer
- 30 g Parmesan
- 1 EL gehackte Petersilie

Zubereitung:
1. Zunächst Möhre und Zucchini zu Nudeln schälen. Diese Nudeln anschließend im Salzwasser kurz garen.
2. Danach die gehackte Knoblauchzehe, den gewürfelten Speck sowie die fein geschnittene Schalotte mit etwas Butter anbraten.
3. Dann die Nudeln ebenfalls in die Pfanne geben.

4. Anschließend Sahne, Parmesan sowie das Ei miteinander vermischen und über die Nudeln geben. Das Ganze so lange umrühren, bis das Ei zu stocken
5. beginnt.
Am Ende die Nudeln auf einem Teller servieren und die fein gehackte Petersilie darüber geben.

Kopfsalat Mit Joghurt-Dressing

Nährwerte pro Portion

48 kcal - 2 g Eiweiß - 3 g Fett - 3 g Kohlenhydrate
Zutaten für 5 Portionen

Joghurt-Dressing
200 g Naturjoghurt (1,5 % Fett)
50 ml Wasser/ Trinkwasser
25 ml Essig
10 ml Rapsöl
10 ml Zitronensaft
3 g Zucker
Petersilie
Pfeffer, gemahlen

Kopfsalat
200 g Kopfsalat, frisch

Zubereitung

Den Salat waschen, schleudern und portionsweise in Salatschüsseln anrichten. Für das Dressing den Joghurt mit Wasser, Essig, Öl und Zitronensaft mischen und würzen. Petersilie hacken und einrühren.

Huhn In Weißwein Geschmort

298 kcal

125 g Hähnchenragout aus der Keule, ohne Haut und Knochen
1 TL Rapsöl
1 Karotte, geschält und in Stücke geschnitten
1 Schalotte, grob gehackt
100 g Sellerie, grob geschnitten
100 g Champignons, halbiert
1 Knoblauchzehe, gehackt
1 TL Mehl
100 ml Hühnerbrühe (aus dem Glas oder aus Pulver)
60 ml Weißwein
1 Lorbeerblatt
Salz, Pfeffer

In einem kleinen Topf das Öl erhitzen. Das Hähnchenfleisch mit Salz und Pfeffer würzen und von allen Seiten kräftig anbraten. Dann aus dem Topf nehmen. Nun die Gemüse mit dem Knoblauch in dem Topf anschwitzen und mit dem Mehl bestäuben. Mit Brühe und Weißwein auffüllen. Das Hähnchenfleisch und das Lorbeerblatt dazu legen und mit Deckel 30 Minuten schmoren lassen.

Tipp! Falls sie bei ihrem Metzger keine ausgelöste Hähnchenbrust bekommen, nehmen sie die Brust ohne Haut. Die Schmorzeit liegt dann nur bei 7 Minuten

Auberginen-Salami-Pizzen

Portionen: 2
Schwierigkeit: leicht
Vorbereitung: 5 Minuten
Zubereitung: ca. 15 Minuten
Kalorien: 359/ Person

Zutaten:
3 Auberginen
280 gPizzasoße
100 g Geflügel-Salami
80 g Emmentaler oder Gaudakäse
Italienische Kräuter

Zubereitung:

Backofen vorheizen auf 180°C Umluft.
Auberginen in Scheiben schneiden (etwa 1 cm Dicke) und auf einem mitBackpapier ausgelegtes Backblech verteilen.
Tomatensoßeauf den Auberginen verteilen.
Salami darauf verteilen, mit Käse und den italienischen Kräutern bestreuen, ggf. würzen.
Die kleinen Pizzen für etwa 12-15 Minuten backen, bis

der Käse goldbraun ist.

Guave Und Tango

Zutaten

40 Gramm Kohlblätter gezupft
40 Gramm Brokkoli Röschen
90 Gramm Guave

200 ml Wasser
25 Gramm Reis-Protein
9 Gramm Leinsamen
Proteine 29g, Fett 6g, Kohlenhydrate 15g, Ballaststoffe 12g, 254 Kcal
Zubereitung
Geben Sie die Nüsse, Samen oder Kerne in den großen Behälter. Schrauben Sie die NutriBullet Extraktor-Klingen an der Oberseite des Behälters an. Drehen Sie den Behältern nun um, verbinden Sie ihn mit der NutriBullet Power Base Basiseinheit und starten Sie den Extraktionsvorgang durch eine Drehung. Extrahieren Sie für 30 Sekunden. Geben Sie den Rest der festen Zutaten in den Behälter und drücken alles unter der MAX Linie zusammen. Füllen Sie dann den Behälter mit der jeweiligen Flüssigkeit auf. Schrauben Sie die NutriBullet™ Extraktor-Klingen an der Oberseite des Behälters an. Drehen Sie den Behältern nun um, verbinden Sie ihn mit der NutriBullet Power Base

Basiseinheit und starten Sie den Extraktionsvorgang durch eine Drehung erneut. Extrahieren Sie all das Gute aus den Zutaten bis alles gleichmäßig flüssig ist (rund 20 Sekunden).

Kräuterlachs

Zeitaufwand: 20 Minuten

Nährwertangaben pro Portion:
Kcal: 520
Protein: 43g
Fett: 26g
Kohlenhydrate: 28g

Zutaten für 2 Portionen:
350g Seelachsfilet, küchenfertig
60g Semmelbrösel
150g Naturjoghurt
3 Esslöffel Weinessig
1 Pckg. mediterrane Kräuter, TK-Ware
1 grüne Gurke
25g Butter
etwas Basilikum, nur die Blätter, gewaschen und klein gezupft zur Garnierung
Salz, Pfeffer, Zucker, Senf

Zubereitung:

1. Semmelbrösel und mediterrane Kräuter mit Salz, Senf und Butter mischen und auf das Seelachsfilet verteilen.
2. Fisch im vorgeheizten Backofen bei 200 Grad (Ober-/Unterhitze) 15 Minuten backen.
3. Grüne Gurke in Scheiben schneiden und mit Weinessig und Naturjoghurt vermengen, nach Belieben mit Zucker, Pfeffer und Salz abschmecken.

Neapolitanische Jakobsmuscheln

Zutaten:
10 Jakobsmuscheln
1EL Petersilie
1EL Olivenöl
Salz und Pfeffer
1 Zitrone
2EL Fischsauce

Zubereitung:
1.
Das Muschelfleisch aus den Jakobsmuscheln herausnehmen, gut
waschen und in eine kleine Schale geben.
2.
Olivenöl, Salz und Pfeffer in die Schale geben und gut mischen.
3.
Eine Pfanne erhitzen und Muschelfleisch von beiden Seiten anbraten.

Blutorange-Limette-Basilikum-Wasser

Zutaten:
1 Liter Wasser
½ Blutorange
½ Limette
1 Handvoll Basilikum

Zubereitung:
1. Nachdem 1 Liter Wasser in eine Flasche gefüllt wurde, die Flasche im Gefrierfach kaltstellen. Unterdessen eine Blutorange und eine Limette in ca. 0,3-0,5 cm dicke Scheiben schneiden und das Basilikum zwischen den Händen reiben, sodass das Basilikum-Aroma frei wird.

2. Die Flasche im Gefrierfach sollte für mindestens 15 Minuten kaltgestellt sein, bevor Basilikum, Blutorangen- und Limettenscheiben dazugegeben werden. Dieses Infused-Water innerhalb von mindestens 48 Stunden aufbrauchen.

Joghurt mit Mandarine

Kalorien: 91,5 kcal | Eiweiß: 6,4 Gramm | Fett: 0,3 Gramm | Kohlenhydrate: 15,8 Gramm
Zutaten für eine Person:
150 Gramm Joghurt mit 0,1 % Fett | 1 Mandarine | 1/2 TL Minze, gehackt | 1 kleine Prise Lavendelsalz | 1 Prise Nelken, gemahlen | Süßstoff, wenn nötig
Zubereitung:
Die Mandarine schälen und in kleine Stücke schneiden und mit dem Joghurt vermengen. Mit Minze, Lavendelsalz und Nelkenpulver abschmecken und vor dem Genießen, wenn nötig mit Süßstoff süßen.

Nudel-Möhren-Süppchen

ca. 95 Kalorien
Zubereitungszeit: ca. 9 Minuten

Zutaten:

300 ml Gemüsebrühe
2 Esslöffel Suppennudeln
1 kleine Möhre
½ Esslöffel gehackte Petersilie

Zubereitung:

1. Die Möhre raspeln oder in kleine Würfel schneiden.
2. Die Brühe im Topf aufkochen lassen und die Möhrenraspel hinzugeben. 2 Minuten kochen lassen.
3. Die Nudeln zufügen und weitere 5 Minuten köcheln lassen. Vor dem Servieren mit Petersilie bestreuen.

Spiegelei Mit Buntem Tomatensalat Und Parmaschinken

430 kcal | 20g Eiweiß | 30g Fett

Zubereitungszeit: 20 Minuten

Portionen: 2

Zutaten:

-400 g rote und gelbe Tomaten
-4 Scheiben Parmaschinken
-3 kleine Schalotten
-2 Eier

-3 EL Olivenöl
-Etwas Petersilie
-1 Prise Meersalz und Pfeffer
Zubereitung:

1. Zunächst verarbeiten wir die Tomaten in kleine mundgerechte Stücke oder Würfel. Dann würfeln wir die Schalotten möglichst fein und vermengen sie in einer Schüssel mit den Tomaten. Wir geben noch zwei Esslöffel von dem Olivenöl dazu und würzen mit Salz und Pfeffer.

2. Nun nehmen wir die Petersilie vom Stiel, hacken diese grob, geben Sie zum Tomatensalat und mischen alles noch einmal durch.

3. Das übrige Olivenöl geben wir in eine Pfanne und erhitzen es. Jetzt schlagen wir die Eier auf und braten sie für gut 4, 5 Minuten bis sie stocken. Noch ein wenig Salz dazu und dann sind die Spiegeleier fertig.

4. Wir richten die Spiegeleier mit dem Tomatensalat auf einem Teller an und drapieren den Parmaschinken daneben.

Kichererbsen-Gemüseeintopf

Kalorien: 316 / Portion

Zutaten:
- 200 g verschiedene Gemüse in Würfel geschnitten
- (z.B. Paprika, Zucchini, Karotten, Kohlrabi, Lauch)
- 1 Tomate, gewürfelt
- 1 Schalotte, fein gewürfelt
- 1 TL Olivenöl
- Prise Kreuzkümmel, gemahlen
- ¼ TL Paprikapulver, mild
- 1 EL Tomatenmark
- 200 ml Gemüsebrühe,
- 80 g Kichererbsen, (Konserve)
- 1 TL gehacktes Basilikum
- 1 EL geriebener Parmesankäse
- Salz, Pfeffer

Zubereitung:

Mit dem Olivenöl das Gemüse und die gehackte Schalotte in der Pfanne anschwitzen.

Anschließend die Tomate dazugeben. Mit Kreuzkümmel, Paprikapulver, Salz und Pfeffer würzen.

Tomatenmark dazugeben und mit der Gemüsebrühe auffüllen.

Alles bei geschlossenem Deckel 15 Minuten köcheln lassen.

Die Kichererbsen und das Basilikum dazugeben.

Zum Servieren mit Parmesankäse bestreuen.

Kartoffelsuppe

Nährwerte pro Portion

135 kcal - 5 g Eiweiß - 3 g Fett - 20 g Kohlenhydrate

Zutaten für 5 Portionen

10 ml Rapsöl
75 g Zwiebeln
Knoblauch
60 g Suppengrün
500 g Kartoffeln, mehlig kochend, frisch, geschält
1 l Wasser/ Trinkwasser
50 g Gemüsebrühe (Trockenprodukt)
Majoran
75 ml Milch (1,5 % Fett)
25 g Kartoffeln, vorwiegend festkochend, frisch, geschält
Muskat, gemahlen
4 g Crème fraîche (30 % Fett)
Petersilie

Zubereitung

1. Zwiebeln, Kartoffeln und Suppengemüse schneiden. Erhitzen Sie das Öl. Die Zwiebeln darin dünsten. Knoblauch und Suppengemüse dazugeben und mitkochen. Fügen Sie Kartoffeln, Wasser, Brühe und Majoran hinzu und kochen Sie alles für 20 Minuten.

2. Milch hinzufügen und mit einem Mixer pürieren. Die gekochten Kartoffelwürfel einrühren.

3. Mit Muskat, Salz und Pfeffer würzen. Crème Fraîche unter die Suppe ziehen. Mit gehackter Petersilie servieren.

Rindfleisch-Gemüseeintopf

316 kcal

125 g gekochtes Rindfleisch, mager (vom Metzger)
200 g Suppengemüse (Sellerie, Karotte, Lauch)
100 g Blumenkohl
50 g Erbsen (TK)
300 ml Rindsbouillon
1 Lorbeerblatt
1 TL gehackte, glatte Petersilie
Salz, Pfeffer

Alle Gemüse in gleichmäßige Würfel schneiden. Die Rindsbouillon mit dem Lorbeerblatt aufkochen und die Gemüse dazugeben. Alles 10 Minuten kochen lassen. Das gekochte Rindfleisch würfeln und in die heiße Suppe legen. 2 Minuten ziehen lassen. Mit Salz und Pfeffer abschmecken. Mit gehackter Petersilie bestreut servieren.

Gegrilltes Lachssteak Auf Grünem Spargel

Portionen: 1
Schwierigkeit: leicht
Vorbereitung: 10 Minuten
Zubereitung: 10 Minuten
Kalorien: 360

Zutaten:
1 Lachssteak (ca. 200 g)
100 g grüner Spargel
4 EL Olivenöl
1 Zitrone
Salz und Pfeffer

Zubereitung:

Pfanne mit Öl einstreichen und erhitzen, Lachssteak in die heiße Pfanne legen.
Die Zitrone in dünne Schiffe schneiden.
Spargelstangen mit in die Pfanne geben.
Lachssteak zwischendurch immer wieder wenden, bis beidseitig Röststreifen erkennbar sind, würzen.
Den Lachs und die Spargel auf den Teller legen und mit Zitronenschiffchen dekorieren und servieren.

Tipp: Frische Kräuter und Früchte wie z. B. Physalis, harmonisieren geschmacklich sehr gut.

Mangold Kuss

Zutaten

40 Gramm Brokkoli Röschen
40 Gramm Mangold
90 Gramm Brombeeren
120 Gramm geschnittene Karotten
200 ml Wasser
25 Gramm Erbsen-Protein
9 Gramm Leinsamen
Proteine 25g, Fett 6g, Kohlenhydrate 17g, Ballaststoffe 12g, 258 Kcal
Zubereitung
Geben Sie die Nüsse, Samen oder Kerne in den großen Behälter. Schrauben Sie die NutriBullet Extraktor-Klingen an der Oberseite des Behälters an. Drehen Sie den Behältern nun um, verbinden Sie ihn mit der NutriBullet Power Base Basiseinheit und starten Sie den Extraktionsvorgang durch eine Drehung. Extrahieren Sie für 30 Sekunden. Geben Sie den Rest der festen Zutaten in den Behälter und drücken alles unter der MAX Linie zusammen. Füllen Sie dann den Behälter mit der jeweiligen Flüssigkeit auf. Schrauben Sie die NutriBullet™ Extraktor-Klingen an der Oberseite des Behälters an. Drehen Sie den Behältern nun um, verbinden Sie ihn mit der NutriBullet Power Base Basiseinheit und starten Sie den Extraktionsvorgang durch eine Drehung erneut. Extrahieren Sie all das Gute aus den Zutaten bis alles gleichmäßig flüssig ist (rund 20 Sekunden).

Eier Mit Kapern

Zeitaufwand: 20 Minuten

Nährwertangaben pro Portion:
Kcal: 385
Protein: 14g
Fett: 28g
Kohlenhydrate: 18g

Zutaten für 2 Portionen:
4 Eier, medium gekocht
1 Zwiebel
100g Karotten
10g Butter
250ml Gemüsefond
80g Kapern
etwas Mehl
Salz, Pfeffer, etwas Zitronensaft

Zubereitung:
1. Zwiebel und Karotten schälen und würfeln. Zwiebel in geschmolzener Butter einige Minuten dünsten. Mehl hinzugeben, anschwitzen und Gemüsefond und Karotten zufügen.
2. Alles 12 Minuten kochen, dann Kapern, sowie Gewürze und Zitronensaft zufügen.

3. Eier pellen, in Hälften teilen und mit der Soße übergießen.

Würzige Lachswürfel

Zutaten:
½ TL
120g frisches

Rosmarin

Lachsfilet
2EL Olivenöl
1TL Paprikapulver
Salz und
1 Prise Chili

Pfeffer

Zubereitung:
1. Den Lachs in einer Pfanne mit Olivenöl gar braten und mit Salz und Pfeffer würzen.
2. Paprikapulver, Chilipulver und Rosmarin darüber streuen, in kleine Stücke schneiden

und servieren.

Low Carb Joghurt-Muffins

Portionen: 1 Portion
Zeitaufwand: 15 Minuten + Backzeit
Nährwertangaben: ca. 190 kcal pro Muffin

Zutaten:
250 g Mandeln gemahlen
150 g Naturjoghurt
50 g Mascarpone
3 EL Süßstoff flüssig
3 Eier
1 Prise Salz

Zubereitung:
1. Das Eiweiß vom Eigelb trennen und das Eiweiß mit etwas Salz steif schlagen. Alle übrigen Zutaten miteinander verquirlen und das steif geschlagene Eiweiß langsam dazu rühren.

2. Teig in Muffinförmchen gießen und bei 180°C für 20 Minuten in den Ofen geben.

Molke-Shake

Kalorien: 77,5 kcal | Eiweiß: 2,1 Gramm | Fett: 0,5 Gramm | Kohlenhydrate: 15,7 Gramm
Zutaten für eine Person:
150 ml Molke, Natur | 1 Maracuja | 20 Gramm Banane | Süßstoff, wenn nötig
Zubereitung:
Sämtliche Zutaten in den Standmixer geben oder mit dem Stabmixer fein pürieren. Mit Süßstoff abschmecken und gerne auch unterwegs als Frühstück to go genießen. Dieser Molkedrink ist auch ein toller Eiweißbooster nach dem Sport.

Broccoli-Snack

ca. 105 Kalorien
Zubereitungszeit: ca. 12 Minuten

Zutaten:

300 g Broccoli (TK)
1 Teelöffel Margarine
1 Prise Salz
1 Esslöffel Mandelblättchen

Räucherlachs Mit Dill Und Knackigem Salat

200 kcal | 25g Eiweiß | 10g Fett
Zubereitungszeit: 5 Minuten

Portionen: 1

Zutaten:

- 150 g Räucherlachs
- 70 g Salat
- 5 Cherrytomaten
- 1 halbe Zitrone
- Dill (nach Geschmack)

Zubereitung:

1. Wir nehmen den Salat und zupfen diesen großzügig in Stücke. Die Cherrytomaten halbieren wir. Die Zitrone verarbeiten wir zu dünnen Schiffchen. Den Dill nehmen wir vom Stiel.

2. Jetzt richten wir den Salat auf einen Teller an, geben die Cherrytomaten und den Lachs dazu. Ringsum verteilen wir die Zitronenschiffchen. Mit etwas Zitronensaft beträufeln wir schon einmal den Lachs und streuen schließlich den Dill drüber.

Zubereitung:

1. Die Margarine in einer Pfanne erhitzen, den Broccoli und das Salz hinzugeben und unter gelegentlichem Rühren bei mittlerer Hitze ca. 10 Minuten bissfest garen.
2. Den Broccoli in der Pfanne zur Seite schieben und die Mandelblättchen kurz an der freigewordenen Stelle anbraten. Anschließend alles durchmischen und sofort servieren.

Tipp: Schmeckt auch mit Blumenkohl oder Romanesco.

Putengeschnetzeltes Mit Kohlrabi Spaghetti

Kalorien: 312 / Portion

Zutaten:
- 1 TL Olivenöl
- 125 g Putengeschnetzeltes
- 50 g Gemüsestreifen (z.B. Karotten, Sellerie, Paprika)
- ½ TL Paprikapulver, mild
- 1 EL Ajvar, mittelscharf (Paprikacreme)
- 1 Knoblauchzehe, gehackt oder gepresst
- 80 ml Gemüsebrühe
- 1 TL Crème fraîche, legere
- 150 g Kohlrabi-Spaghetti oder Kohlrabi-Nudeln
- 1 TL gehackte Petersilie
- Chillipulver nach Belieben
- Salz, Pfeffer

Zubereitung:
1. Das Olivenöl erhitzen und zuerst die Gemüsestreifen anbraten, danach das Putengeschnetzelte dazugeben und weiterbraten.
2. Mit Salz, Pfeffer und Paprikapulver würzen.
3. Das Ajvar und den Knoblauch dazugeben und mit der Gemüsebrühe ablöschen. Alles 5 Minuten dünsten lassen.

4. Zum Schluss die die Crème fraîche unterrühren.

5. Die Kohlrabi-Spaghetti in Salzwasser kurz (20 – 30 Sekunden) kochen lassen, dann durch ein Sieb abtropfen und anschließend mit der Petersilie vermengen.

Zusammen mit dem Putenragout auf einem Teller anrichten.

Rotbarsch Mit Kurkumasauce Auf Lauch-Apfelgemüse & Kartoffeln

Nährwerte pro Portion

39 g Eiweiß - 15 g Fett - 42 g Kohlenhydrate
Zutaten für 5 Portionen

Rotbarsch, Kurkumasauce, Lauch-Apfel-Gemüse
700 g Rotbarschfilet
Kurkuma, gemahlen
150 g Apfel
350 g Porree
200 ml Milch (1,5 % Fett)
50 ml Schlagsahne (30 % Fett)
Jodsalz
20 g Olivenöl
15 g Maismehl
150 ml Gemüse- oder Fischfond

Salzkartoffeln
1,1 kg Kartoffeln, vorwiegend festkochend, frisch, geschält
Jodsalz

Zubereitung

1. Fischfilets würzen und dünsten. Äpfel schälen. Den Lauch und die Äpfel in Scheiben schneiden.

2. Lauch in Öl anschwitzen, Brühe und Milch aufgießen, zum Kochen bringen, würzen, mit dem Maismehl binden und 2-3 Minuten kochen lassen. Die Apfelscheiben dazugeben, zum Kochen bringen und mit Sahne und Kurkuma verfeinern. Kartoffeln halbieren und dünsten.

Konjak-Nudeln Mit Thaigemüse

279 kcal

1 TL Rapsöl
300 g TK Thaigemüsemischung (z.B. von der Firma Frosta)
1 Tomate, gewürfelt
2 EL Sojasauce ohne Zucker (z.B. Kikkoman)
80 ml Gemüse- oder Hühnerbrühe aus Pulver
½ TL Wokgewürz oder Currypulver
100 g Konjak-Nudeln*
Salz

Eine beschichtete Pfanne mit dem Rapsöl auspinseln. Das Gemüse nach Packungsvorschrift darin garen. Die Tomatenwürfel dazugeben. Mit Sojasauce und Brühe auffüllen und mit Wokgewürz abschmecken. Die Konjak-Nudeln unter fließendem Wasser abspülen und abgetropft zu dem Gemüse geben und miterhitzen. Bei Bedarf mit Salz abschmecken.

Tipp! Mit zusätzlich 100 g gebratenen Hähnchenbruststreifen ergeben sich 366 kcal.

*Konjaknudeln erhalten Sie in jedem gut sortierten Supermarkt.

Thunfischfrikadellen

Portionen: 1
Schwierigkeit: leicht
Vorbereitung: 15 Minuten
Zubereitung: 10 Minuten
Kalorien: 533

Zutaten:
250 g Thunfisch
1 Ei
1 Zwiebel
Kräuter
1 Eigelb
25 g gehackte Mandelkerne
1 EL Olivenöl
Salz & Pfeffer

Zubereitung:

Saft des Thunfischs abgießen. Zwiebel klein schneiden. Ei, Eigelb, Thunfisch, Zwiebel, Kräuter, Mandelkerne und Olivenöl zu einem Brei verrühren und würzen. Den Brei mit Löffel kleinen Bällen formen und etwas platt drücken. In der Pfanne pro Seite bei mittlerer Hitze für 2-3 Minuten anbraten.

Spinat Füllhorn

Zutaten

80 Gramm Spinat
90 Gramm Schwarzbeeren
90 Gramm geschnittene Karotten
200 ml Mandelmilch (ungesüßt)
25 Gramm Erbsen-Protein
3 Gramm Pecan-Nüsse
Proteine 24g, Fett 6g, Kohlenhydrate 21g, Ballaststoffe 8g, 255 Kcal

Zubereitung

Geben Sie die Nüsse, Samen oder Kerne in den großen Behälter. Schrauben Sie die NutriBullet Extraktor-Klingen an der Oberseite des Behälters an. Drehen Sie den Behältern nun um, verbinden Sie ihn mit der NutriBullet Power Base Basiseinheit und starten Sie den Extraktionsvorgang durch eine Drehung. Extrahieren Sie für 30 Sekunden. Geben Sie den Rest der festen Zutaten in den Behälter und drücken alles unter der MAX Linie zusammen. Füllen Sie dann den Behälter mit der jeweiligen Flüssigkeit auf. Schrauben Sie die NutriBullet™ Extraktor-Klingen an der Oberseite des Behälters an. Drehen Sie den Behältern nun um, verbinden Sie ihn mit der NutriBullet Power Base Basiseinheit und starten Sie den Extraktionsvorgang durch eine Drehung erneut. Extrahieren Sie all das Gute aus den Zutaten bis alles gleichmäßig flüssig ist (rund 20 Sekunden).

Chili-Spaghettini

Zeitaufwand: 25 Minuten

Nährwertangaben pro Portion:
Kcal: 330
Protein: 12g
Fett: 6g
Kohlenhydrate: 55g

Zutaten für 2 Portionen:
300g vegane Spaghetti, vor dem Kochen klein brechen
2 Chilischoten
1 Zwiebel
1 Esslöffel Kapern
2 Esslöffel Olivenöl
Salz, Oregano-, Thymian-, Knoblauchpulver

Zubereitung:
1. Zwiebel schälen und hacken. Chilischoten waschen, hacken (ggf. Kerne entfernen, je nach Schärfeempfinden). Spaghetti nach Anleitung kochen.

2. Chili und Zwiebel in heißem Olivenöl anbraten und mit den Gewürzen abschmecken, Kapern zufügen und einige Minuten köcheln lassen.

Fenchelgarnelen

Zutaten:
4 Fencheln

2 EL
3 EL Olivenöl

Zitronensaft
300g Garnelen
150ml Wasser

2
Salz und Pfeffer

Knoblauchzehen

Zubereitung:
1. Den Fenchel putzen und in kleine Stücke schneiden. Den Knoblauch schälen und klein hacken.
2. Fenchel und Knoblauch in eine Pfanne geben und mit Olivenöl erhitzen.
3. Wasser und Garnelen hinzugeben und bei mittlerer Temperatur ca. 10 Minuten dünsten lassen.

4.
Mit Zitronensaft ablöschen und mit Salz und Pfeffer würzen.

Salat Mit Schinken Und Tomaten

Kalorien: 116,9 kcal | Eiweiß: 8 Gramm | Fett: 6,9 Gramm | Kohlenhydrate: 4,8 Gramm
Zutaten für eine Person:
80 Gramm Tomaten | 1/4 Zwiebel, rot | 30 Gramm Lachsschinken | 10 Gramm Rucola | 1 EL Schnittlauch, in Röllchen | Salz und Pfeffer | 1 TL Olivenöl | 1 EL Apfelessig, naturtrüb
Zubereitung:
Tomaten, Zwiebel und Schinken klein schneiden und alles vermengen. Den Rucolasalat auf einem Teller anrichten und mit dem Gemisch bedecken. Aus dem Schnittlauch, Salz, Pfeffer, Olivenöl und Apfelessig ein Dressing rühren und den Salat damit übergießen.

Mediterranes Grillgemüse

ca. 150 Kalorien
Zubereitungszeit: ca. 15 Minuten

Zutaten:

2 Paprikaschoten
200 g Zucchini
1 Teelöffel Olivenöl
½ Teelöffel Salz
1 Rosmarin-Zweig

Zubereitung:

1. Die Paprikaschoten putzen und in Spalten schneiden, die Zucchini waschen und in Scheiben schneiden.
2. Das Gemüse mit dem Rosmarinzweig, dem Öl und dem Salz mischen und in eine ofenfeste Form geben. Im Backofen bei 230° C auf der oberen Einschubleiste ca. 12 Minuten garen (oder bis der gewünschte Bräunungsgrad erreicht ist).
3. Vor dem Servieren den Rosmarinzweig entfernen.

www.ingramcontent.com/pod-product-compliance
Lightning Source LLC
Chambersburg PA
CBHW071831080526
44589CB00012B/977